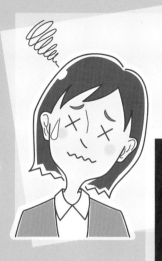

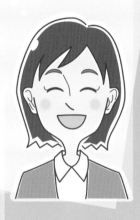

原因不明の めまい は もう こわくない

北原 糺 著
奈良県立医科大学
耳鼻咽喉・頭頸部外科学　教授

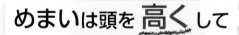

めまいは頭を **高く** して

寝て 治す

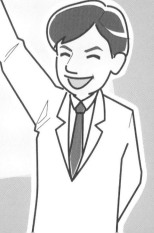

金原出版株式会社

推薦のことば

　この本を手に取って感じたのは、多くのめまい患者さんのためになるように平易に書かれた本でありながら、内容はめまい診察医が日々めまい患者さんと向き合って何を考えどう対処しているのかという目線で書かれた、一風変わった本という印象でした。そういうわけで、めまい患者さんはこの本を読んでからめまいセンターに行けば、めまい診察医が何を考えているのかが理解しやすいですし、もちろんめまい診療があまり得意ではない医師が読むことで、これからのめまい診療を合理的に進めることができるといえます。

　多くの医療関係者は患者さんの病気を治すことに心血を注ぎ、そのことを解決するための研究を行っています。このことは昔も今も将来も、変わらず重要なことです。しかし超高齢社会の到来で、ご高齢の患者さんが年齢とともに身体に起こってくる、いわばどうすることもできない変化を主訴に、診療所を受診する割合が増えます。基本的に傷ついた内耳組織は再生しないので、この本で取り上げられているめまい分野は、まさにその問題に直面することになります。

　iPS 細胞を駆使して老朽化した臓器を新しいものに取り替えるアンチ・エイジングの考え方が未来医療の流行とされる中、これまで頑張ってくれた臓器をいたわりつつ、周辺臓器と協調させていくスマート・エイジングの考え方も明日の医療にとって注目されています。こ

のことをスポーツ・チームに例えると、お金をかけて代わりの選手を次々に連れてきて優勝を目指すチーム作りもカッコイイかも知れませんが、今まで頑張ってきた選手をお払い箱にするのではなく、さらに鍛えて頑張ってもらい、手持ちの選手どうしの連携を深めて強いチームにする。そんな人間味あふれるスマート・エイジングなチーム作りが、これから医療にとって重要な位置を占めることになるでしょう。

細井　裕司
奈良県立医科大学
理事長・学長

本書のねらい

　本書ではめまいの病気の中で、BPPV、BPPV 疑い、原因不明のめまい症の一部に含まれる、長期にわたりなかなか治らない BPPV を「慢性持続性 BPPV」と名付けました。この長期にわたりなかなか治らない「慢性持続性 BPPV」という考え方と、それに対する「ヘッドアップ就寝治療」を本書では提唱し、その理解を深めたいと考えています。

　なお、以下の WEB サイトも、本書の内容をより理解しやすくするために役立ちます。ご参照ください。

○奈良県立医科大学附属病院　めまいセンター

http://www.naramed-u.ac.jp/~oto/patient/memai-center.html

　「めまい」は病院に来られる患者さんの最もポピュラーな訴えの一つです。その原因は多岐にわたりますので、患者さんも患者さんを紹介する診療所の医師も、どこの病院の何科にかかったり紹介したりすればよいか、迷うことが多々あります。そこで奈良医大附属病院は「めまいセンター」を設立し、奈良県内外からめまい患者さんを一手に引き受け、耳鼻咽喉科が中心となり、周辺科と協力して診断と治療にあたっています。

○**健康フェア 2020「原因不明のめまいはもうこわくない」**

http://www.naramed-u.ac.jp/~oto/patient/memai-center.
html#2020FAIR

　奈良医大・健康フェアは、奈良医大主催で毎年県民の皆さんを対象に行っている、医療に関してわかりやすく解説する県民講座です。2020 年度は新型コロナウイルス感染症の影響で、すべて WEB 配信という形式で行うことになりました。その中で、この本の内容をわかりやすく解説している【健康フェア 2020「原因不明のめまいはもうこわくない」】をご紹介します（YouTube でも視聴可能です＊）。

* https://www.youtube.com/watch?v=QYrYfUl_fzE

●●・●・● 診療メニュー ●・●●●

プロローグ

　はじめに、本書を執筆した私自身の生い立ちを少しばかりお話しいたします。なぜなら、私の少年時代から経験してきた少なからずの偶然や体験が、めまい専門会員/相談医として働いている現在それ以降の人生を介して、ここに述べる「高齢・超高齢社会において、なかなか治らないめまいの大半は患者さん自身で治すことができる」という発想につながったと考えるからです。

　私と同じく耳鼻咽喉科医であった父、北原正章は 1953 年に京都大学医学部を卒業後、大学の耳鼻咽喉科教室で主として内耳を中心とする神経耳科学を学んでおりましたが、当時、岩手医科大学耳鼻咽喉科で教授をされていた檜 學先生から、大学院を創設するから助教授として来てくれないかと求められます。そのため、1960 年から岩手医大で新しく入手した小型加速度計や眼振電図計を使って頭や眼の動きを測定し、生理学的側面からの内耳研究「内耳はどのように働いて体の平衡を保っているのか」を続けました。聴力検査が、音叉からオージオメーターにかわりつつあった頃であったといいます。4 年後には京都大学に戻りますが、今度はルイジアナ州立大学（LSU）から、新しくめまい検査室をつくりたいので Associate Professor として来てもらえないかとの招聘を受けます。LSU はまず、めまい検査室の新設をペンサコラの米海軍航空宇宙医学センターに相談したところ、航空宇宙医学にも通じている岩手医大での仕事に興味を持っていたセンターの神経内科医 Captain Asthon Graybiel 先生から、父が強く推薦されたとのことでした。父はニューオリンズの LSU 耳鼻咽喉科勤務のため、母とお腹の中の私と幼稚園児であった姉を連れて渡米しました。1 ドル 360 円の時代だったといいます。

　私は 1966 年 12 月 17 日、LSU 附属病院のチャリティー・ホスピタルで、大きな問題もなく 3456 g というキレイな並びの数字の体重で生まれました。私を取り上げた

大学の医師は、「イエローボーイが生まれたよ！」と走りながら来て父に伝えてくれたそうです。医師は「男の子が生まれた」と伝えたかったようですが、「イエロー」という部分に強く反応した父は驚いて「何だって！」と語気を荒くしました。「重篤な新生児黄疸」だと勘違いしたのです。ここは南北戦争に敗れたコンフェデレイト（南部同盟）だった州です。医師はその驚いた父の反応から、「イエロー」を差別用語と思われたかとさらに勘違いし、そそくさとその場を去ったと聞きました。

ニューオリンズは歴史的にみても趣ある街ですので、日本からの先生方も度々わが家を訪ねてくださったようです。家から歩いて１分、すぐ近くのスーパーに大きなおもちゃ屋があったので、父はその頃から子供におもちゃを買ってくれる習慣がついたといいます。私が現地でまだ言語習得に至る前の１歳半のとき、家族４人そろって帰国しました。米国で生まれたにもかかわらず、それに見合う英語があまりしゃべれず苦労しています。LSU勤務の２年間で多くの激しいめまいのクラスターや進行する感音難聴をかかえるメニエール病に遭遇した父は、京都大学に戻った後の1978年から滋賀医科大学の創設に耳鼻咽喉科教授として参画しますが、研究対象はすでに内耳の生理学からメニエール病の診断・治療学に移っていたといいます。

私の少年時代、父の教育方針は「小学校の勉強は理解できない部分があっても、高学年になるとまた同じことを教えてくれるから心配はない。遊びたくなくなるほど大いに遊べ。」「中学、高校では理解できない部分が残ると、以後その理解できない部分が広がって、やがては勉強が面白くなくなり、さらに苦痛になる。だから理解できない部分はどんなに小さくても決して残さぬよう、地道に勉強しなさい。だが、理解できなかったことが理解できたときほど嬉しいことはない。」という内容でした。この教育方針は父自身が受けた戦前の小学校、戦中の中学校（現在の高校）、海軍経理学校、戦後の（旧制）高等学校での経験から生まれたと聞きました。

「勉強などしなくてよいから遊べ」といわれて喜んだ小学生時代の私は、テレビと漫画の好きな少年でした。『東大一直線』『すすめ‼パイレーツ』『マカロニほうれん

荘』などのナンセンスもの、『侍ジャイアンツ』『ドカベン』『野球狂の詩』などのスポーツもの、さいとう・たかをのハードボイルドもの、わたせせいぞうのナルシスト恋愛もの、これらのコミック本は今も捨てられずに自宅ストレージに保管されています。高校受験、大学受験の最中も、よい気分転換になっていたように思います。そういうわけで、私の小学生時代はテレビも漫画も大いに楽しみましたが、引きこもっていたわけではなく、スポーツとくに野球は大好きでした。長嶋茂雄が現役を引退した小学2年生の頃から野球に目覚め、昼は近所の空き地で毎日のように野球で遊びました。ちなみにこの野球は、中学・高校を除き、大学時代も医学部の野球部に所属し、一時期キャプテンもつとめました。

　小学生時代に戻りますが、当時はすこぶる食欲旺盛だったため、摂取エネルギー量が消費エネルギー量をはるかに上回っていました。ある年の学校健診の際、体重計の数値を読み上げる先生の驚いた表情をみた私は、人の表情が人を傷つけることを知りました。その晩に家族会議が開かれ、「家の周りを走ればよい」という至って単純で確実に効果の出そうな意見が採用されました。走りの目標は「自宅のある区画を1000周」と具体的に決め、さっそく翌日から走り始めました。一日に何周するかは自由で、その日の体調に合わせてひたすら走りました。ちょうど200周目を迎えるある日、いつものように区画をぐるっと一周してくると、家の前におもちゃが待っていました。以前から欲しいと思っていた「ジャンボマシンダー」という、全長60cm前後のヒーローもののフィギアでした。「ジャンボマシンダー」にはいろいろな種類があって、仮面ライダーV3、グレートマジンガー、ゲッターロボなど。さらにそれぞれのヒーローには、何種類かの武器が付属品として付いていました。それからも、200周ごとに何らかのおもちゃが私を出迎えてくれました。

　どのくらい日にちがかかったか忘れましたが、1000周目を迎えるある日、いつもより心臓の高鳴りを感じながら最後のコーナーを回ると、そこには異様な雰囲気とともに奇妙な模型が置いてありました。それが蝸牛と前庭、三半規管を持つ内耳模型

だったのです。私は複雑な内耳の構造を何年かけてでもみて考え続けるよう、この模型を置いてくれたと思いました。のちに知ったのですが、医学では内耳を「ラビリンス」（迷路、迷宮）とも呼びます。ギリシャ神話によると、ラビリンスはミノスという王様がギリシャの南エーゲ海でもっとも大きな島、クレタ島につくらせた宮殿で、内耳の別名ラビリンスはギリシャの科学者ガレノス（西暦 129 年頃～200 年頃）がミノスの宮殿にちなんで付けたといわれています。ミノスの宮殿は一度入ると二度と出られない複雑な構造でした。神話はアテネの王子テーセウスが、ミノス王によって宮殿に住む半人半獣の怪物・ミノタウルスの生贄にされていた 14 人の子供を助けるため、このラビリンスに向かうという物語に続きます。この物語は一度学ぶと二度とやめられない内耳の研究を暗示していたのかも知れません。

　残念なことに、この内耳模型は長らく自室のオブジェになり下がっていました。大学に合格したとき、祖母からお祝いに腕時計をプレゼントされました。この時計は当

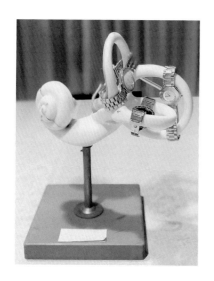

時、柳葉敏郎のコマーシャルにあった、スッキリ洗練された和製クオーツでした。私は時計を集める趣味を持ちあわせていませんでしたが、服装や TPO に合う・合わないは気にする方だったので、医師免許を取得して働くようになるまでに、私の持つ腕時計は 3 本になっていました。ある日、仕事から帰り自室で時計を外したとき、古くなったこの内耳模型が目に入りました。三半規管にちょうど同数の時計、一つの半規管に一つの腕時計を掛けておくと都合よくきれいに整理できるということに気がつきました。それからは毎日、内耳模型に触れるようになったのです。

　ところで、本書で最も力を入れてお話しするめまいの病気は、非常に細かい耳石が卵形嚢というお皿からはがれ落ち、三半規管に迷入することで発症する良性発作性頭位めまい症（BPPV）です。この病気は高齢・超高齢化の進んだ最近では、4人に1人が一生のうちに経験するとされ、あらゆる種類のめまいの病気の50%近くを占める非常に頻度の高い病気です。めまい専門外来で診療をしていると「受診するめまい患者さんは皆 BPPV だ」、そんな印象さえ持つほどでした。これらの BPPV 患者さんに内耳の構造を理解していただき、内耳のどこがどうなるとめまいが起こるのか、なかなか治らない場合によい治療法はないか、日本、いや世界中で最も多いめまい疾患であるこの BPPV という病気を何とかできないか、などなど。

　そのような思いが日に日に募ってきたある日、疲れて帰宅した私はいつものように腕時計を模型の三半規管に掛けました。少しばかり内耳模型を触っていると、ふと模型を傾けなければ、つまり頭を高い位置に置けば耳石は三半規管に落ちないことに気づきました。今までに BPPV の治療として、三半規管に落ちた耳石を元に戻すのでなく、耳石を三半規管に落とさないようにする報告は無かったかと考えた私は、それからというもの BPPV 治療について過去の論文を調べ、以降の論文や学会発表にも注意を払ってきました。

　しかしながら、どの発表もどうすれば耳石を効果的に元の場所である卵形嚢に戻せるかといった内容で、三半規管に落ちた耳石を戻すのではなく、耳石を元の場所・卵形嚢から三半規管に落とさないように頭を高くして傾けないように寝るという発想を、まったく見聞きすることはありませんでした。BPPV への対処法でリクライニング・チェアを半分ほど倒して寝るとの記載が、ノースウェスタン大学附属病院のホームページにありましたが、これも耳石を元

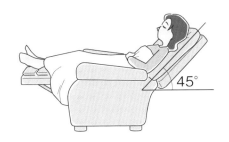

の場所に効果的に戻す治療の一部に過ぎませんでした（ノースウェスタン大学附属病院ホームページ：https://www.dizziness-and-balance.com/disorders/bppv/bppv.html）。

　いつまでも治らない BPPV、BPPV 疑い、原因不明とされてしまった数多くのめまいは「落ちた耳石を元に戻すのも悪くはないが、耳石を三半規管に落とさないようにしたら治るのでは」という発想のもとに本書は書かれました。ここに書かれためまいの診断と治療に関して、お近くのめまい相談医、めまい専門医またはかかりつけ医に十分納得できるようご相談ください。

めまいをどう診るか？ ①

1 「めまいセンター」の役割

　筆者は 2014 年 5 月、大阪大学から奈良県立医科大学の耳鼻咽喉科学講座に赴任しました。めまいの病気は統計上、その 70％以上が耳の奥にある内耳という器官の耳石器と三半規管の異常で起こりますが、めまいの病気は内耳だけではなくほとんどの診療科が関係する「診療科横断的疾患」でもあります。そのため、めまいを効率よく診療するために耳鼻咽喉科を中心に総合診療科、救急科、循環器内科、脳神経内科、脳神経外科、整形外科、眼科、精神科など、新任早々診療科の垣根を越えて新設されためまいセンター長も兼任することになりました（奈良医大附属病院めまいセンターホームページ：http://www.naramed-u.ac.jp/~oto/patient/memai-center.html）。すると、慢性化した良性発作性頭位めまい症（BPPV）、同・疑い（BPPV 疑い）の患者さんに加えて、経過観察しながら診ていくよりしかたない原因不明のめまい症患者さんも、今まで以上に受診されるようになりました（図 1）。

　めまい診療に限った話ではありませんが、病院の外来を初めて受診

図1　めまいセンターでの診察風景

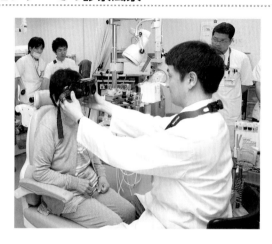

された患者さんには、まずお困りの症状をお聞きし、その場で簡単な検査を行って、薬などお出しすることもありますが、正確な診断を下すために必要な特殊検査を予約します。この確定診断に必要なすべての予約検査が1日で済めばよいのですが、検査室がすでに受けている予約状況によっては何回も来院していただかなければならない場合もあります。遠方の患者さんはもちろんのこと、遠方でなくても忙しい患者さんにとっては大変なことです。患者さんは忙しくなくても、付き添いの方が忙しいかも知れません。忖度していくつかの検査をはしょってしまうと、あとから「この検査もしておけばよかった」ということにならないとも限りません。そこでめまいセンターでは、使用

できる入院ベッド数はそれほど十分ではありませんが、患者さんに短期入院していただき、詳しい問診に加えて本邦に存在するほぼすべてのめまい検査を受けていただき、退院時に結果説明と治療方針をお話し合いする「めまい検査短期入院システム」を導入しています（**図2**）。どこに行っても原因不明としか診断できず、長期にわたって経過観察するよりしかたないめまい患者さんのめまいの正体を解明できないか、もしかすると未知のめまいの病気が発見できるのではないか、との期待を抱いて。

図2　めまいセンターのめまい検査短期入院スケジュール表

	入院日（　/　）	2日目（　/　）	3日目（　/　）	4日目（　/　）	5日目（　/　）	6日目（　/　）	7日目（　/　）	8日目（　/　）
内服	内服の変更は □ありません □あります 変更：	内服の変更は □ありません □あります 変更：	内服の変更は □ありません □あります 変更：	内服の変更は □ありません □あります 変更：	内服の変更は □ありません □あります 変更：	内服の変更は □ありません □あります 変更：	内服の変更は □ありません □あります 変更：	内服の変更は □ありません □あります 変更：
検査	・蝸電図	・平衡ルーチン ・SVV ・各種アンケート	・カロリック ・ENG			・CT ・教授による 　診察（回診）	・グリセロール 　試験（聴力検 　査，VEMP）	
造影 MRI								
活動	平常通り	平常通り	平常通り	平常通り	平常通り	平常通り	平常通り	10時退院できます
食事	平常通り （MRIは朝絶食）	平常通り （MRIは朝絶食）	平常通り （MRIは朝絶食）	平常通り	平常通り	日中は平常通り （MRIは朝絶食） 消灯から絶飲食	2回目の聴力検査まで絶飲食 その後は平常通り	平常通り
清潔	入浴できます	入浴できます	入浴できます	入浴できます	入浴できます	入浴できます	入浴できます	
説明	看護師が入院・検査の予定について説明します 検査に関する説明用紙をお渡しします 検査に関する疑問は主治医，担当看護師に聞いてください					主治医，担当医から検査結果についての説明があります		10時までに看護師から退院の手続きに関する説明があります

2 「めまいセンター」の患者さんたち

　マスコミに何度か取り上げられたこともあって、北海道・旭川や九州・五島列島から、紹介状を持ち泊りがけで来院くださっためまい患者さん、一時帰国で来院された海外在住邦人のめまい患者さんなど、さらに多くの原因不明や治療困難なめまい患者さんが受診されるようになりました。ところがふたを開けてみると、紹介患者さんを診察すると大多数は「BPPV」か、もしくは「眼振」（特徴的な眼球の動き）

図3　めまいやふらつきによるつまずき-転倒-骨折-寝たきり-認知症への負のスパイラル

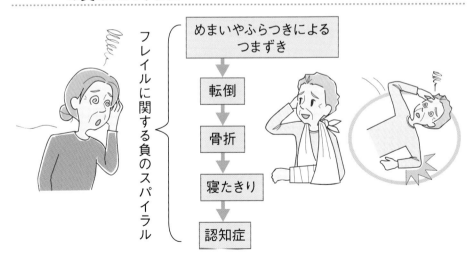

フレイルに関する負のスパイラル

めまいやふらつきによる
つまずき

↓

転倒

↓

骨折

↓

寝たきり

↓

認知症

という明らかなめまい検査の異常所見を認めないまま、めまい症状が
ひたすら長引く「BPPV 疑い」と考えられる患者さんだったのです。
めまいセンターで究明されためまいの原因から、最善のめまい治療法
を提案し、めまい患者さんの苦痛を寛解・治癒に持っていきたいとの
想いを強くしました。このようなめまい対策は、近く到来する高齢・
超高齢社会において、めまいやふらつきによるつまずき→転倒→骨折
→寝たきり→認知症という負のスパイラルの阻止にもつながり、今後
の医療経済を考える上でも早急に検討すべき重要事項です（図 3）。

めまいが起こるしくみ ②

1　体のバランスをとるしくみ

　めまいやふらつきは、体のバランスをとるしくみが崩れたときに起こります。BPPV も例外ではありませんので、ここではまず体のバランスをとるしくみをお話しします。

1　体のバランスをとるしくみ

　多くの動物は 4 本足で立っていますが、前脚が腕となり手で細かい作業をするようになった人間は、2 本足で立つようになりました。人間が立ち上がると、倒れそうな縦に置いた丸太棒のようにみえます。短い丸太棒は安定してみえますが、縦に置かれた細長い丸太棒は今にも倒れそうにみえますし、実際に触ると倒れるでしょう。しかし、背の高い人が背の低い人より不安定にみえることもありませんし、実際に倒れやすいわけでもありません（図4）。丸太棒と異なり、人が安定して立ったり歩いたり運動ができるのは、体を支えている筋肉の緊張が体のさまざまな部分から送られてくる情報によって調整されているからです。例えば、いすに座っている人の体が左に傾くと、圧力のかかった左側のおしりからの情報が体の筋肉に伝わって、この筋肉が

図4　人間は安定、丸太棒は不安定

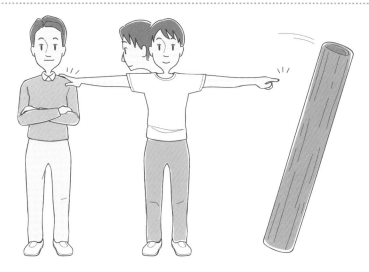

体を中央に戻すように働くのです。このような情報は皮膚のほか、関節や腱、眼からも伝えられます。このように体のバランスをとるしくみは、音を聞くのが唯一の仕事だと思っていた耳の奥にある「内耳」にもあるのです。

2　内耳とめまい

　内耳には大きく分けて、蝸牛、前庭（球形嚢と卵形嚢）、三半規管という三部門があります（**図5**）。そのうちの蝸牛は音を聞く「聴覚」

図5　蝸牛、前庭、三半規管を含む内耳の構造

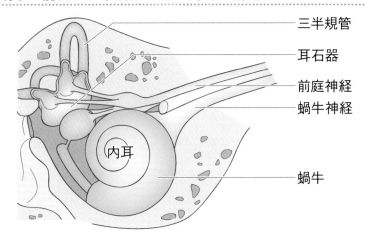

- 三半規管
- 耳石器
- 前庭神経
- 蝸牛神経
- 内耳
- 蝸牛

を担当します。聴覚とは、蝸牛に音刺激が加わると、脳を介してその音を私たちに知らせてくれるシステムです。一方、内耳は「平衡覚」という体のバランスをとる仕事もしています。前庭、三半規管は頭部の動きによって生じる加速度（速度の変化）が刺激となり、その情報を筋肉に送ることで体のバランスをとるシステムです。この場合、蝸牛とは異なり、前庭、三半規管の受けた加速度刺激が筋肉に伝わったなどと、私たちに知らせてはくれません。ですから、内耳は音を聞く仕事しかしていないと思うわけです。

　今度は、前庭、三半規管が病気になったとします。前庭、三半規管が病気になり、加速度刺激を受けてもいないのに加速度刺激を受けた

図6　耳石と平衡斑からなる卵形嚢の構造

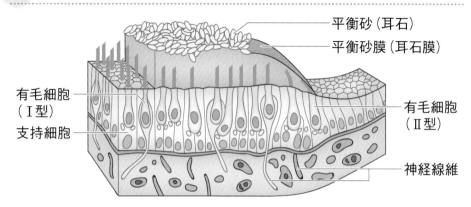

平衡砂（耳石）
平衡砂膜（耳石膜）
有毛細胞（Ⅰ型）
支持細胞
有毛細胞（Ⅱ型）
神経線維

かのような情報が筋肉に送られると、自分では動いてもいないのに動いていると感じてしまいます。つまり、それが「めまい」なのです。加速度刺激を受けたのにその情報が筋肉に送られなかったときも、それをめまいと感じ、ふらつくようになるのです。

3　BPPVのしくみ

　BPPVという病気がなぜ起こるのか、少し細かく説明します。内耳による平衡覚は前庭と三半規管の働きによることは先にお話ししました。前庭には、三半規管から離れた場所にあって直線加速度または重力に反応する感覚細胞に、平衡砂と呼ばれる耳石をのせた平衡斑から

図7 膨大部にクプラを持つ半規管の構造

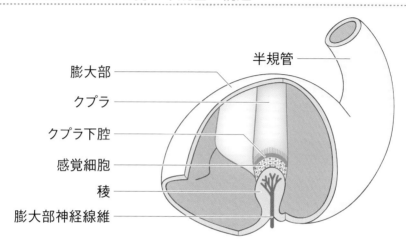

膨大部
クプラ
クプラ下腔
感覚細胞
稜
膨大部神経線維
半規管

なる球形嚢と、三半規管の近くに球形嚢と直角の位置で、同じ構造を持つ卵形嚢があります。上記のような加速度刺激が加わると、耳石がずれて平衡斑上の感覚細胞が刺激されることで得られた情報が、筋肉へと送られます（**図6**）。三半規管は互いに90°に交差した外側、前、後半規管からなり、それぞれの面に角度が変わる加速度刺激が加わると管内の内リンパ液が動き、膨大部と呼ばれる各管の膨大した一端にあるクプラを動かして、感覚細胞を刺激することで反応します。BPPVという病気は、三半規管に近い場所にある卵形嚢の耳石がはがれて、いずれかの三半規管に迷い込んで、内リンパを動かしてクプラを刺激するために起こるめまいです（**図7**）。

まずはめまい救急トリアージ ③

　めまいの病気の頻度と順位を知ることは、医師が回り道をせず最短距離でめまいの診断・治療するために不可欠です。1000万人に1人いるかいないかのような珍しいめまいの病気を日頃から勉強している勤勉な医師は、患者さんにとって頼もしい限りです。それと同時に、ベテランの医師はめまい患者さんがスムーズに診断・治療を受けることのできるよう、①頻度の高いめまいの病気が何でその割合が何％か、②命にかかわる危険なめまいの割合が何％かという、2つのポイントを日頃から意識しているのでさらに頼もしいのです。

1　めまいの病気の頻度と順位を知る

　耳鼻科めまい専門外来において、すべての年齢層の疾患統計でBPPV40〜50％、脳血管系めまい1％、原因不明のめまい症10％です。これが、60歳以上の高齢者統計では、BPPV67％、脳血管系めまい1％、原因不明のめまい症15％と報告されています（図8）。年齢上昇とともにBPPVの割合が高まります。とくに高齢女性の骨粗鬆症に類似したいわゆる「耳石粗鬆症」のような状態があるのではない

図 8 耳鼻科めまい専門外来における患者さん全体と 60 歳以上限定のめまい疾患統計

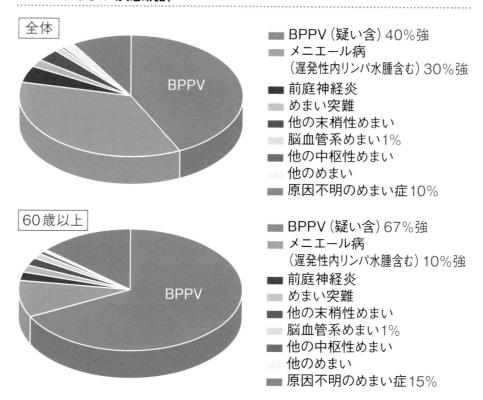

全体

- BPPV（疑い含）40％強
- メニエール病（遅発性内リンパ水腫含む）30％強
- 前庭神経炎
- めまい突難
- 他の末梢性めまい
- 脳血管系めまい1％
- 他の中枢性めまい
- 他のめまい
- 原因不明のめまい症10％

60歳以上

- BPPV（疑い含）67％強
- メニエール病（遅発性内リンパ水腫含む）10％強
- 前庭神経炎
- めまい突難
- 他の末梢性めまい
- 脳血管系めまい1％
- 他の中枢性めまい
- 他のめまい
- 原因不明のめまい症15％

かと、心に留めておく必要があります。また、年齢上昇とともに原因不明のめまい症も増加しています。内耳における耳石器・半規管系とともに体平衡保持に必要な視覚、深部知覚も、加齢とともに機能が低下し、そのうちの何がめまいの原因か、原因は一つとは限らない、な

話を進めます。あなたがこれをお読みになって、ご自身が医師になったつもりで危険なめまいであるかないかを考えるとともに、医師の質問はあなたのめまいをトリアージするための重要な質問ですので、間違えのないように回答しよう、という気持ちでお読みください。キーワードは「Yes, I CAN !」です。

　まずは、あなたがめまい患者さんを、耳鼻科めまい専門外来で診るのか、救急部で診るのか、確認してください。耳鼻科めまい専門外来で危険なめまいは1%程度ですが、救急部のめまい搬送では12〜13%と10倍以上異なります。

　めまいの病気の中で最も多いのはBPPVです。BPPVであれば頭や体の動きで誘発されるめまいのはずです。「朝目覚めたとき、起き上がるときに一過性に回転性や浮動性のめまいがしましたか？」などと、めまい誘因の有無を問診で確認してください（誘因：Inducer：I）。

　脳梗塞を代表とする中枢性めまいは、脳血管をつまらせる血餅が頸部などから脳に飛ぶことで起こります。血餅ができやすい、はがれやすい、飛びやすい合併症、高血圧、心疾患、糖尿病の有無を、問診で確認してください（合併症：Complications：C）。

　めまいが内耳から起こったなら、BPPV（「4. めまいの大部分を占めるBPPVとは」p. 18）や前庭神経炎（「11-2. 前庭神経炎/めまいを伴う突発性難聴」p. 68）は例外ですが、耳鳴り、難聴、耳閉感

図10　注視眼振と自発眼振の検査風景

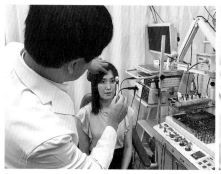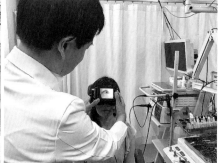

注視眼振検査　　　　　　　　　　　　　自発眼振検査

（耳がつまる感じ）などの蝸牛症状が伴う可能性が高く、脳から起こったなら複視（物が二重に見える）、呂律困難（舌がまわらない）、片麻痺（体の片側が動かせない）などの脳神経症状が随伴する可能性が高いです。めまいに伴う症状が蝸牛症状なのか脳神経症状なのか、問診で確認してください（随伴症状：Accompanied symptoms：A）。

　最後に眼振について。これは医師以外の方には少し難しいお話ですが、眼振とは平衡覚がおかしくなったときに生じる異常眼球運動のことです。指先などを注視したときに出る眼振を注視眼振、遠くをぼーっとみたときに出る眼振を自発眼振といいます（図10）。「眼振」を「めまい感」に置き換えてもよいと思います。注視眼振＞自発眼振

であれば中枢性めまい、注視眼振＜自発眼振であれば内耳性めまいが考えられます。姿勢変化や時間経過で眼振回転軸が容易に変化、例えば、あお向けで水平性眼振だったのが座ると垂直性眼振に変化するようなことがあれば中枢性めまい、どのような環境においても常に定方向性眼振であれば内耳性めまいが考えられます（眼振：Nystagmus：N）。

　これらの頭文字を取ると"I CAN"となります。私は学生や研修医に対して、「Yes, I CAN！＝私は今日からめまい診察医としてやっていくことができます！」と合い言葉にして覚えるよう、いつも講義でお話ししています。

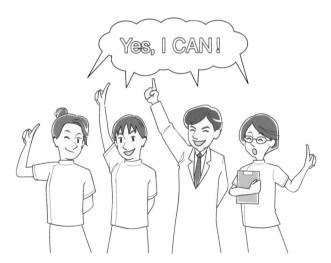

Inducer　Complications　Accompanied symptoms　Nystagmus

めまいの大部分を占める BPPV とは ④

　前章では、あなたがめまい診察医になったと仮定して、危険なめまいのトリアージ法のお話を進めました。命に関わる危険なめまいを、「Yes, I CAN！」という合い言葉でしっかりトリアージできましたか？それができれば、残っためまいの病気の大半は良性発作性頭位めまい症、つまり BPPV ということになります。

　良性発作性頭位めまい症とは、頭を動かし一定の位置をとらせることでめまいの起こる病気です。英語で benign paroxysmal positional vertigo と書きますので、その頭文字を取って簡単に BPPV と呼ばれています。この病気について、現在までにわかっていることを詳しく説明します。

1　頻度

　BPPV は内耳の中でも音を聞く蝸牛と関係のない耳石器、三半規管とごく限られた場所での病気なので、内耳の病気でありながら難聴や耳鳴りを自覚せず、回転性めまいや浮動性のめまいのみを訴えます。したがって、患者さんは内耳の病気であるにも関わらず、耳の異常で

図11　大学病院めまい専門外来、市中病院、診療所での
　　　めまい疾患統計

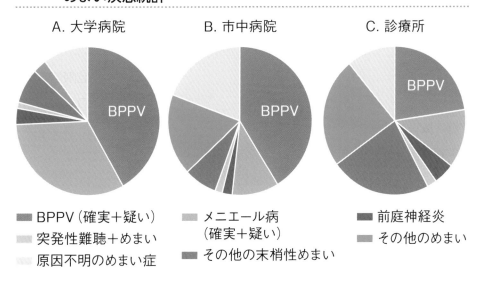

A. 大学病院　　　　　B. 市中病院　　　　　C. 診療所

■ BPPV（確実＋疑い）　　■ メニエール病　　　　■ 前庭神経炎
■ 突発性難聴＋めまい　　　（確実＋疑い）　　　　■ その他のめまい
□ 原因不明のめまい症　　　■ その他の末梢性めまい

あることが自覚できません。そのため、耳鼻咽喉科でなく、かかりつ
けの内科、総合診療科、緊急性を心配して救急部、脳神経内科、脳神
経外科に救急車で運ばれることさえあります。ですから、めまい疾患
統計ではいずれの診療科であっても、大学病院か診療所か、救急外来
か、大都市か地方都市かに関わらず、BPPVがめまいの疾患の40〜
50％を占め第1位となるのです（図11）。BPPVは全人口の2〜3％が
一生に一度は経験するめまいの病気という報告もありますので、めま
いの病気の中で最も多い病気であることには違いありません。

　めまいの病気の中に占める BPPV の頻度は、患者さんの年齢によっても異なります。耳鼻科めまい専門外来において全年齢層のめまいに占める割合は、BPPV は 40〜50％、脳血管系めまいは 1％、原因不明のめまい症は 10％です。ところが 60 歳以上の高齢者のめまいでは、脳血管系のめまいは同じく 1％ですが、BPPV は 67％、原因不明のめまい症は 15％と増加します。ですから、年齢別めまい疾患統計の違いを把握することも重要です。これからはとくに高齢・超高齢社会の到来に向けて、高齢・超高齢者のめまい疾患統計の特徴を把握することで、めまい診療に厚みを持たせる努力も必要となります。

2　原因

　先述の「2. めまいが起こるしくみ」（p. 6）でも読まれたように、BPPV は内耳の中で重力を感じる平衡斑にあって普通にははがれることのない耳石が、頭の位置を変えたり、頭を低くする就寝時にはがれて、回転運動に反応する三半規管に迷い込み、その管の中で寝起きや寝返り時に動くことで起こるめまいです。三半規管は左耳 3 本、右耳 3 本、合計 6 本あります。はがれた耳石はどの半規管にも入り込む可能性があります。入り込む頻度が高いのは、起立した時に最も低い位置にくる後半規管、続いて外側半規管の順となり、前半規管への入り込みは非常に稀です（図 12）。

図12　耳石が三半規管に迷い込むBPPVの病態

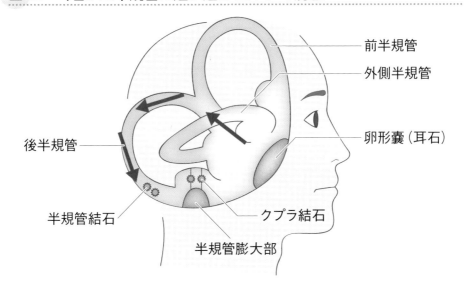

前半規管

外側半規管

卵形嚢（耳石）

後半規管

半規管結石

クプラ結石

半規管膨大部

　普通でははがれることのない耳石がはがれるきっかけとなるのは、加齢、骨粗鬆症、内耳の病気、頭部打撲などです。患者さんは以前に内耳の病気にかかったこと、交通事故で頭を強く打ったことを忘れている場合も多々ありますが、ほとんどの場合は何の誘因もなく、ある日突然にめまいが起こるのでびっくりします。統計的に50〜70歳代の女性に多いことから、更年期に伴う女性ホルモン異常、カルシウム代謝異常などが関連している可能性がいわれています。ただし、男性や若い女性にももちろん起こりますから、ストレスによる内耳・平衡

器の血流不全による原因も考えられています。また、骨折入院で長期間寝ていた人や、毎晩同じ向きに寝るような人に起こりやすいともいわれています。同じ姿勢で長期間固定されることが、耳石を支える部分に負担をかけることになると推察されています。

3　症状と診断

　ある程度の大きさの耳石がはがれて三半規管に入り込むと、一定の頭位をとることで三半規管の下方つまり重力の方向に沈んでいきます。その際、内リンパとよばれる液体も一緒にその方向に動かされます。普通、内リンパは頭を回転させることで動きますから、頭を一定の位置に置くことでグルグル回る感じが起こるわけです。典型的なBPPV のめまいは、頭を元の位置に戻さずにその頭位に保っていると、めまいは止まってしまいます。連続して何回も頭を動かすと、めまいは出にくくなります。

　この BPPV という耳石の病気を、これらの特徴に似た他の内耳や脳神経の病気と区別するため、手足の麻痺などのいわゆる随伴症状の有無、フレンツェル眼鏡とよばれる特殊な診断用眼鏡を用いた眼振検査、CT スキャン、MRI 等による画像検査によって診断を進めます。フレンツェル眼鏡を使っても特徴的な眼球の動きを確認できなかった場合、医師は BPPV 確実例ではなく BPPV 疑い例と診断します（図13）。

図 13　後半規管型/外側半規管型 BPPV の診断基準
　　　　（日本めまい平衡医学会 2017 年）

●後半規管型良性発作性頭位めまい症（半規管結石症）

Ａ．症状
1. 特定の頭位変換によって回転性あるいは動揺性のめまいがおこる。
2. めまいは数秒の潜時をおいて出現し、次第に増強した後に減弱ないし消失する。めまいの持続時間は 1 分以内のことが多い。
3. 繰り返して同じ頭位変換を行うと、めまいは軽減するか、おこらなくなる。
4. めまいに随伴する難聴、耳鳴、耳閉感などの聴覚症状を認めない。
5. 第Ⅷ脳神経以外の神経症状がない。

Ｂ．検査所見
　フレンツェル眼鏡または赤外線 CCD カメラを装着して頭位・頭位変換眼振検査を行い、出現する眼振の性状とめまいの有無を検査する
1. 坐位での患側向き 45 度頸部捻転から患側向き 45 度懸垂位への頭位変換眼振検査にて眼球の上極が患側へ向かう回旋性眼振が発現する。眼振には強い回旋成分に上眼瞼向き垂直成分が混在していることが多い。
2. 上記の眼振の消失後に懸垂頭位から坐位に戻したときに、眼球の上極が健側へ向かう回旋性眼振が発現する。この眼振には下眼瞼向き垂直成分が混合していることが多い。
3. 眼振は数秒の潜時をおいて発現し、次第に増強した後に減弱、消失する。持続時間は 1 分以内のことが多い。眼振の出現に伴ってめまいを自覚する。
4. 良性発作性頭位めまい症と類似しためまいを呈する内耳・後迷路性疾患、小脳、脳幹を中心とした中枢性疾患など、原因既知の疾患を除外できる。

診断
後半規管型良性発作性頭位めまい症（半規管結石症）確実例（Definite）
　A. 症状の 5 項目と B. 検査所見の 4 項目を満たしたもの。
良性発作性頭位めまい症寛解例（Probable）
　過去に A. 症状の 5 項目を満たしていたが、頭位・頭位変換眼振を認めず、良性発作性頭位めまい症が自然寛解したと考えられるもの。

良性発作性頭位めまい症非定型例（Atypical）

　A．症状の5項目とB．検査所見の4の項目を満たし、B．検査所見の1〜3の項目を満たす眼振を認めないもの。

●外側半規管型良性発作性頭位めまい症（半規管結石症）

A．症状

1. 特定の頭位変換によって回転性あるいは動揺性のめまいがおこる。
2. めまいは数秒の潜時をおいて出現し、次第に増強した後に減弱ないし消失する。めまいの持続時間は1分以内のことが多い。
3. 繰り返して同じ頭位変換を行うと、めまいは軽減する。
4. めまいに随伴する難聴、耳鳴、耳閉感などの聴覚症状を認めない。
5. 第Ⅷ脳神経以外の神経症状がない。

B．検査所見

　　フレンツェル眼鏡または赤外線CCDカメラを装着して頭位・頭位変換眼振検査を行い、出現する眼振の性状とめまいの有無を検査する

1. 臥位での頭位眼振検査にて右下頭位で右向き水平性眼振と左下頭位で左向き水平性眼振の方向交代性下向性（向地性）眼振が発現する。眼振には回旋成分が混在していることが多い。
2. 眼振は数秒の潜時をおいて発現し、次第に増強した後に減弱、消失する。持続時間は1分以内のことが多い。眼振の出現に伴ってめまいを自覚する。
3. 良性発作性頭位めまい症と類似しためまいを呈する内耳・後迷路性疾患、小脳、脳幹を中心とした中枢性疾患など、原因既知の疾患を除外できる。

診断

外側半規管型良性発作性頭位めまい症（半規管結石症）確実例（Definite）

　A．症状の5項目とB．検査所見の3項目を満たしたもの。

良性発作性頭位めまい症寛解例（Probable）

　過去にA．症状の5項目を満たしていたが、頭位・頭位変換眼振を認めず、良性発作性頭位めまい症が自然寛解したと考えられるもの。

良性発作性頭位めまい症非定型例（Atypical）

　A．症状の5項目とB．検査所見の3の項目を満たし、B．検査所見の1と2の項目を満たす眼振を認めないもの。

●外側半規管型良性発作性頭位めまい症（クプラ結石症）

A．症状

1. 特定の頭位により、回転性あるいは動揺性のめまいがおこる。
2. めまいは潜時なく出現し、特定の頭位を維持する限り1分以上持続する。
3. めまいに随伴する難聴、耳鳴、耳閉感などの聴覚症状を認めない。
4. 第Ⅷ脳神経以外の神経症状がない。

B．検査所見

　フレンツェル眼鏡または赤外線CCDカメラを装着して頭位・頭位変換眼振検査を行い、出現する眼振の性状とめまいの有無を検査する

1. 臥位での頭位眼振検査にて右下頭位で左向き水平性眼振と左下頭位で右向き水平性眼振の方向交代性上向性（背地性）眼振が発現する。眼振には回旋成分が混在していることが多い。
2. 眼振は潜時なく出現し、めまい頭位を維持する限り1分以上持続する。眼振の出現に伴ってめまいを自覚する。
3. 良性発作性頭位めまい症と類似しためまいを呈する内耳・後迷路性疾患、小脳、脳幹を中心とした中枢性疾患など、原因既知の疾患を除外できる。

診断

外側半規管型良性発作性頭位めまい症（クプラ結石症）確実例（Definite）

　A. 症状の4項目とB. 検査所見の3項目を満たしたもの。

良性発作性頭位めまい症寛解例（Probable）

　過去にA. 症状の4項目を満たしていたが、頭位・頭位変換眼振を認めず、良性発作性頭位めまい症が自然寛解したと考えられるもの。

良性発作性頭位めまい症非定型例（Atypical）

　A. 症状の4項目とB. 検査所見の3の項目を満たし、B. 検査所見の1と2の項目を満たす眼振を認めないもの。

＊日本めまい平衡医学会編『メニエール病・遅発性内リンパ水腫診療ガイドライン2020年版』2020年（金原出版）pp. 82-84より引用

4　治療と予後

　めまい症状、吐き気や嘔吐が激しい場合は抗めまい薬、制吐薬と呼ばれるクスリを使いますが、BPPV のめまいは耳石が自然に溶けて吸収されてゆくとともに、数週間〜1 カ月程度で軽快します。この場合、抗めまい薬、制吐薬を使ったから耳石が消退した、あるいは耳石が三半規管に落ちなくなったというわけではなく、あくまで症状を取るだけの対症療法としての使用です。不快感のとれなかった場合は、落ちた耳石を元に戻すため、医師の指示によって行う浮遊耳石置換とよばれる頭位治療を試みます。さらに治らない場合は、耳石が落ちないように三半規管を詰めてしまう半規管遮断術という手術を行うこともあります。しかし、術後に耳鳴り、難聴を起こす場合、浮動感の残る場合もあるので、手術は慎重に考える必要があります。

　患者さんが最も気になるのは、一度治っためまいがまた起こるのではないかという再発です。BPPV はその 1/4 から 1/3 に再発がみられ、とくに内耳の病気や頭部外傷の既往のある患者さんに多いといわれています。長期にわたりなかなか治らない BPPV、BPPV 疑い、原因不明のめまい症に対する治療については、『8.「慢性持続性 BPPV」と考えたときに提案できる治療』（p. 42）に取り上げますのでご覧ください。

BPPV と原因不明の
めまい症は紙一重 ⑤

1 BPPV →原因不明のめまい症？

　BPPV はめまいの病気全体の 40〜50％を占めますが、生命の危険はなく数週間〜1 カ月程度で治る病気です。ところが、眼振という特徴的な眼球の動きがあることから、いったん BPPV と確定診断されても、ぐるぐる、ふわふわ、ふらふらなどのめまい症状が長期にわたって続く場合があります。その患者さんを次に検査したとき、眼振を実際に確認できなければ、BPPV を示す他の条件がそろっていても「BPPV 疑い」としか診断できません。めまい症状が慢性化していくと、その患者さんは「BPPV 疑い」の診断を疑うようになり、他の病気ではないかと思うようになります。その患者さんがセカンドオピニオンを求めて他の病院を受診すると、もはや「BPPV 疑い」の病名も付かず、「原因不明のめまい症」となるわけです。長期にわたりめまい症状の続く患者さんで、元々一度も眼振がみられない場合、なおさら一度も BPPV という病名さえ付かず、最初から「原因不明のめまい症」となるわけです。

2 原因不明のめまい症→ BPPV ?

統計上、原因不明のめまい症はめまいの 10％にみられますが、奈良医大めまいセンター短期入院検査の経験では、その大部分が結果的に BPPV または BPPV 疑いでした。最初から診断できていた BPPV が 40〜50％なので、めまいの 50〜60％が BPPV 関連疾患群ということになります。60 歳以上の高齢めまい患者さんに対象を限定すると、BPPV は約 67％、原因不明のめまい症は 15％と増加しますから、めまいの 80〜90％が BPPV 関連疾患群ということになります。しかし BPPV、BPPV 疑い、原因不明のめまい症は、脳腫瘍や脳梗塞を MRI で病巣確認するようには、剥離耳石が迷い込んだであろう半規管を直接みることはできませんから、脳腫瘍や脳梗塞より診断の難しい病気といえます。

3 「慢性持続性 BPPV」という考え方

このような BPPV になりきれない BPPV 予備群を含めた疾患カテゴリーを、本書では「**慢性持続性 BPPV**」と呼ぶことにします。原因の曖昧な、あるいは原因不明の患者さんから「慢性持続性 BPPV」の診断に進むには、多くの状況証拠を積み重ねていかなければなりません。次の章で「慢性持続性 BPPV」を強く疑わせる 11 の状況証拠を挙げますので、自ら疑ってみる習慣をつけてください。

BPPV を原因不明として しまわないための状況証拠 ❻

1 「慢性持続性 BPPV」を疑う「状況証拠」

前章で「慢性持続性 BPPV」という、BPPV になりきれない BPPV 予備群を含めた疾患カテゴリーを提案しました。「慢性持続性 BPPV」は BPPV に特徴的な眼球の動きを認めませんので、「4. めまいの大部分を占める BPPV とは」(p. 18) に示したような、微量の耳石がはがれて三半規管に迷い込み内リンパの流れを起こしてめまいがするという、BPPV と同様のできごとが内耳で起こっていることを強く疑わせる「状況証拠」を、患者さんの問診から積み重ねていくことになります。以下に「慢性持続性 BPPV」を強く疑わせる 11 の状況証拠を挙げますので、自ら疑ってみる習慣をつけてください。

状況証拠 1 高齢者である。
　→年齢とともに耳石ははがれやすくなると考えられます。

状況証拠 2 女性である。
　→耳石のはがれやすさは女性ホルモンの低下、骨粗鬆症と関連して

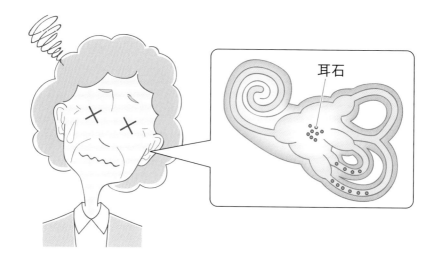

耳石

いると考えられます。

状況証拠 3 10 年来ふわふわ感が持続している。

→医師の教科書には、BPPV は平均 1 カ月で自然治癒すると書かれ
ていますが、毎日少しずつ耳石がはがれ、就寝時に三半規管に迷
い込み続ければ、めまい症状は長期間持続します。

状況証拠 4 どこの医療機関に行っても「検査正常、原因不明」と
いわれ続けている。

→カロリック検査結果が正常であるということは内耳疾患を否定す

ることにはならず、むしろはがれた耳石が三半規管に迷い込んだ
ときに、頭位めまい症状を引き起こす可能性を肯定する検査結果
です。また、はがれた耳石が微量であればあるほど何の検査異常
も出ない、つまり BPPV は消去法で最後まで残る疾患、最後ま
で否定できない疾患です。

状況証拠 5 ふわふわ感は動くと増悪し、じっとしていると軽減す
る。
→まさに、三半規管内を漂うはがれた耳石を彷彿とさせる問診回答
です。

状況証拠 6 ふわふわ感は午前中にひどく午後はましで、日によっ
て強い弱いがある。
→これも三半規管内を漂うはがれた耳石の存在を強くうかがわせる
問診回答です。はがれた耳石は患者さんが寝返りや寝起きする夜
から朝、午前中にかけて暴れやすいですし、自然代謝されれば症
状は軽減しますが、再び耳石がはがれれば症状は増悪します。

状況証拠 7 頸や肩がガチガチに凝っている。
→ BPPV は頭部を動かすと、三半規管内のはがれた耳石が転がり、
めまいが生じます。患者さん自身はそのことを理解していません

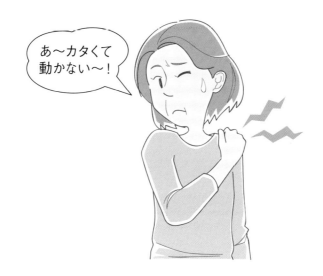

が、患者さんの頸や肩はそのことを理解していて、患者さんのために頭部が容易に動かないよう、ガチガチに凝ってくれているのです。

状況証拠8　歩くときより自転車に乗っているときの方がましである。

→歩行時に頭部は上下に大きく振動しますが、自転車走行時に頭部は地面から一定の距離を保ち、相対的に自転車上で静止しています。よってBPPVでは、歩行時にふわふわ感は増悪し、自転車走行時に軽減します。

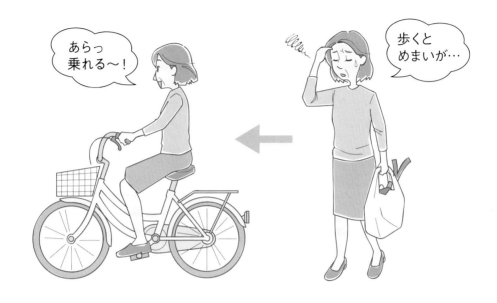

状況証拠 9 今までの人生で頭部を強く打撲したことがある。

→多くのめまい患者さん、ひょっとするとめまい診察医も、大昔の
頭部打撲が現在のめまいと関係があるなどと、まったく思ってい
ません。大昔の頭部打撲で耳石ののっている卵形嚢に傷がつくの
ですが、そのときには耳石ははがれず、何年、何十年も経ってか
らはがれてくることがあると考えます。

状況証拠 10 骨粗鬆症で治療している、ステロイド治療を受けてい
る、子宮卵巣摘出術を受けている、乳癌の治療を受けている。

→いずれも女性ホルモンの低下や抑制、骨代謝に負の影響をおよぼすできごとですので、耳石がはがれやすいことを示唆します。

状況証拠 11 そういえば、数年前に一度、朝起きるときに数分だけ回転性めまいがあった。

→多くのめまい患者さんはこのような BPPV 特有の重要なエピソードをはしょり、10 年来ふわふわしていることを強調します。BPPV の既往があるということは、これまでに耳石がはがれたことがあるということを意味しますので、現在のめまい診断にとって重要なヒントになります。

2　状況証拠から「証拠」につながった例

　ここで上述の状況証拠をいくつか持っていた患者さんが、実際に BPPV だったことがわかった例をご紹介します。

　実際に、奈良医大が連携している米国ハーバード大学、Nadol 名誉教授のご厚意で提供いただいた側頭骨組織写真を供覧します（**図14**）。この患者さんは 83 歳の女性で、50 歳代から頭や体を動かしたときのふわふわ感に悩まされていました。先の状況証拠に照らし合わせると、①高齢、②女性、③長年続くふわふわ感が当てはまります。しかし、ハーバード大学でも、はっきりした確定診断には至ってい

図14　原因不明のめまい症患者さんの側頭骨組織写真

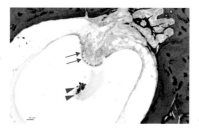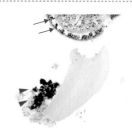

左外側半規管
膨大部

83歳，女性，50歳代から時々，頭位性の浮動感あり，眼振認めず
診断：原因不明のめまい症

Dr.Joseph Nadol's Labより
Dr.Joseph Nadolのご厚意による

せんでした。つまり、はっきりした眼振所見が認められなかったのです。

　この患者さんがまったく別の理由で亡くなられた後、生前からの希望によりハーバード大学で解剖された際、側頭骨組織写真には色濃く染まった耳石（矢頭）が三半規管のめまいを感じる細胞（矢印）に付着していました。つまり、原因不明のめまい症の正体は耳石の病気、BPPVだったということになります。

3　「慢性持続性BPPV」の治療的診断

　実臨床の現場では、患者さんの問診から、同じくめまいの病気であ

るメニエール病を強く疑うのですが、診断基準を満たさないのではっきりメニエール病と診断できない、ということを時々経験します。そのような患者さんに対して、メニエール病に効くとされる浸透圧利尿薬を数カ月処方して症状が軽減した場合、その患者さんはやはりメニエール病であったと診断します。これを「治療的診断」といいます。

　同様な理由で、BPPV になりきれない「慢性持続性 BPPV」に対して、「4. めまいの大部分を占める BPPV とは」（p. 18）で述べたような BPPV に対する治療が有効であった場合、その患者さんはやはり BPPV であったと治療的診断してよいと考えます。

　しかしながら、BPPV の特徴である眼振がないのが「慢性持続性 BPPV」ですので、治療効果は自覚的なめまい症状の強弱を visual analogue scale（VAS）など、主観的物差しを用いて評価するしかないのが現状です。

「慢性持続性 BPPV」を 診療するための心構え ⑦

1　めまいを診断しなければ治療には至らない

　どのような施設の何科のめまいの病気も BPPV が 1 位で 40〜50% を占めますが、とくに対象を高齢者に絞るとその確率は 67% に上昇します。なかなか診断のつかない原因不明のめまい症の割合も、一般には 10% 前後、高齢者では 15% 前後に上昇します。「5.　BPPV と原因不明のめまい症は紙一重」(p. 27) で述べたように、原因不明のめまい症の大部分が「慢性持続性 BPPV」であるとすれば、高齢者のめまい患者さんに対して思い切って「BPPV ＋慢性持続性 BPPV」と診断すると、80〜90% もの高い確率で当たるのです。にもかかわらず、よくわからないことを理由に、医師は 15% の確率でしか当たらない「原因不明のめまい症」と命名し、めまい止めを処方して様子をみてくださいと帰宅させることが少なくありません。

　確かに、「BPPV」と診断しないで「原因不明のめまい症」と命名してしまっても、患者さんはめまい歴 10 年以上をお持ちなので、まず生命予後には関わらないでしょう。しかし、BPPV は再発しますし、長引きます。めまい止めのクスリでは耳石が卵形嚢からはがれる

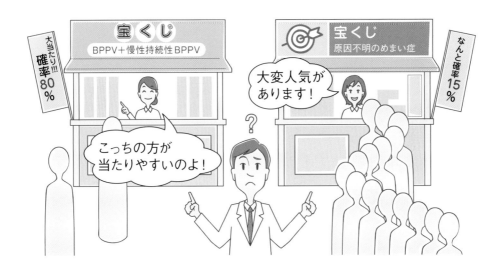

　ことを止められず、三半規管内で暴れる耳石を消すこともできません。原因不明のめまい症とされた患者さんが、クスリでは治らない執拗なめまいを引っさげて全国を流浪し始めると、CT や MRI を何回も撮影して必要以上に医療費を膨張させることになり、国家的経済損失を拡大させてしまうおそれがあります。さらに原因不明のめまい症とされた患者さんは、診療所から処方されたクスリではめまいが治らないわけですから、診療所への不満がたまり、近所の人々に悪い評判を言いふらすかも知れません。よくわからなくて診断のつかないめまい患者さんを、BPPV と診断してしまうのも問題がないとはいいませんが、「BPPV＋慢性持続性 BPPV」と診断して初めて、耳石を何とか

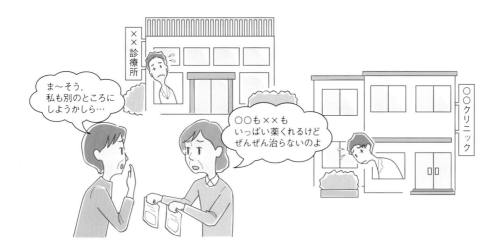

するという治療戦略へとコマを進めることができるのです。「慢性持続性 BPPV」の治療については、「8. 慢性持続性 BPPV と考えたときに提案できる治療」（p. 42）に取り上げますのでご覧ください。

2　めまいを合併症のせいにしたら治らない

　脳梗塞、パーキンソン病、90歳の高齢女性、人工透析中、うつ病などなど、さまざまな合併症を持つめまい患者さんが来院されたとき、残念なことにめまい診察医は、それらの合併症がめまいの原因だろうという先入観を持ってしまいがちです。なぜなら、脳梗塞やパーキンソン病はめまい平衡障害で発症することもありますし、発症後に

めまい平衡障害を起こす可能性もある病気だからです。高齢・超高齢の方や人工透析中の方、うつ病の方がめまい受診されたとき、「そりゃ90歳にもなればふらつくだろう」「人工透析していればふらつくだろう」「心の病気でふらつくのは当たり前だし、心の病気の治療薬の副作用でもふらつくだろう」という先入観を持ってしまうことはあり得ることです。

　めまいを引き起こす可能性のある合併症を持つめまい患者さんを診察するとき、その合併症がめまいの原因であるという先入観を持ってしまうことは避けられないかもしれませんが、それと同時に「BPPVあるいは慢性持続性BPPV」かもしれないという発想も必ず持つべき

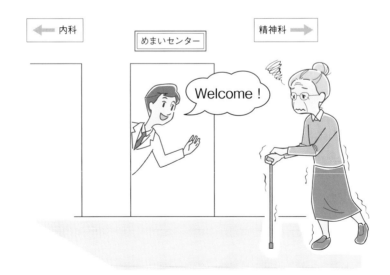

です。なぜなら、めまい疾患統計の1位はBPPVなのですから。90歳の高齢女性はふらつきながら診察室に入ってくるかもしれません。しかし、高齢による歩行の不安定さとは別に、「朝目覚めたとき、起き上がるときに一過性に回転性や浮動性のめまいがしましたか？」などと、めまい誘因の有無は必ず問診しなければいけません。その答えがYesなのであれば、めまいの原因は高い確率で合併症からではなく、「BPPVあるいは慢性持続性BPPV」からであり、医師の治療介入で治る可能性があるのです。めまい診察医が、目の前のめまい患者さんは「BPPVあるいは慢性持続性BPPV」かも知れないという発想をまったく持たなかったとき、その患者さんのめまいは合併症に由来するものとみなされ、めまいと一生付き合うことになりかねないのです。

「慢性持続性 BPPV」と 考えたときに提案できる治療 ⑧

1 「慢性持続性 BPPV」の治療戦略

　めまいの病気の中に占める BPPV になりきれない「慢性持続性 BPPV」を含む BPPV 関連疾患群の割合が非常に大きいことを意識して、診断する／される気迫を持ってほしいことをお願いしてきました。しかし、医師の使命は患者さんの症状を治すことにあります。この項では、本書における最重要項目、「慢性持続性 BPPV」の治療法に関して述べたいと思います。

　BPPV および「慢性持続性 BPPV」を治すためには、めまい診察医だけでなくめまい患者さんにも BPPV という病気を理解し、その治療法の根拠を理解してもらう必要があります。つまり BPPV は医師と患者が協力して治す病気であり、そのことを患者さんに理解してもらうことができなければ、患者さんは長らくこの病気との関係を断ち切れないことになるでしょう。

　ここでもう一度 BPPV の発生機序、発症機序をおさらいします。BPPV とは、①卵形嚢という水平なお皿の上に固定されているはずの耳石が何らかの原因（加齢、骨粗鬆症、内耳疾患、頭部打撲など）で

はがれ、②その耳石が（頭を低い場所に置く就寝時などに）三半規管内に迷い込み、③その耳石が（寝起きや寝返り時などに）三半規管内で転がるとめまい症状が発現する疾患です。このように3段階を踏んでめまい原因が発生し、めまい症状が発症することを理解することができたら、次にそれぞれの段階での最善策を考えます。

①卵形嚢の耳石をはがさないためには、卵形嚢に栄養とカルシウムを与える工夫を考えます。水分を1日1.5〜2.0ℓ程度は摂取するようにして卵形嚢の血流をよくしつつ、カルシウムを多く含む食品を意識して摂取するようにして、耳石を作る材料をしっかり補充することです。ただし、患者さんによっては水分やカルシウムの多量摂取は具合が悪いこともありますので、必ずかかりつけ医と相談の上決めてください。逆に、動物性脂肪など成人病を惹起するような偏った食事は控えるようにすることです。

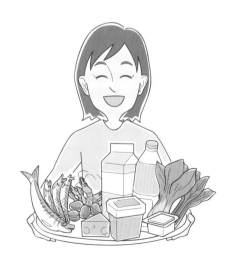

②頭位を低くする姿勢を取ると、卵形嚢上ですでにはがれてしまった耳石は、傾いた卵形嚢からこぼれ落ち、三半規管内に迷い込むしかない運命をたどることになります。これを回避するには、45°前後の**「ヘッドアップ就寝治療」**をしてもらうしかありません。これは結構厳しい体勢で寝ることを強要しますので、5°ずつ何日かかけて上げていき、最終的に45°近くにしてみましょう。肩や腰に負担がかかるようなら、肩や腰が当たる部分にクッションを置くなど、なるべく快適に過ごせるように工夫してみましょう。

③そのような工夫をしても、はがれた耳石は卵形嚢からこぼれ落ちるかも知れません。三半規管内で耳石が転がるとめまい症状が発現します。しかし、耳石自身が勝手には動きません。耳石を転がしている

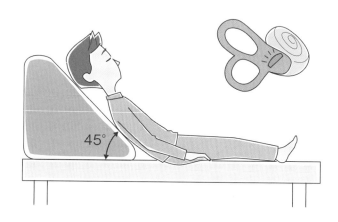

のは患者さん自身であることを自覚する必要があります。三半規管内を耳石がうろついている間、耳石は約1カ月で代謝されるので、約1カ月は頭部をむやみに動かさない、動かすのであればそっと動かすようにすることで、めまい症状は格段に軽減します。ここでエプリー法やレンパート法、ブラント法と呼ばれる、三半規管内を浮遊する耳石を元の卵形嚢上に戻す頭位治療を試してみるのも一法です（**図15**）。

図15　頭位治療の施行方法

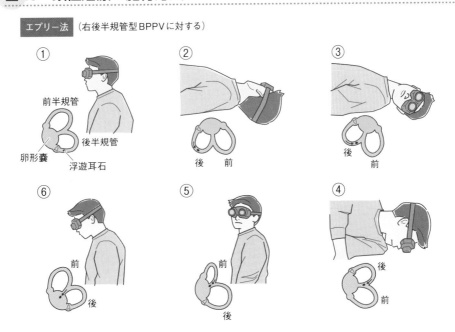

エプリー法 （右後半規管型BPPVに対する）

46

レンバート法 （右外側半規管型BPPVに対する）

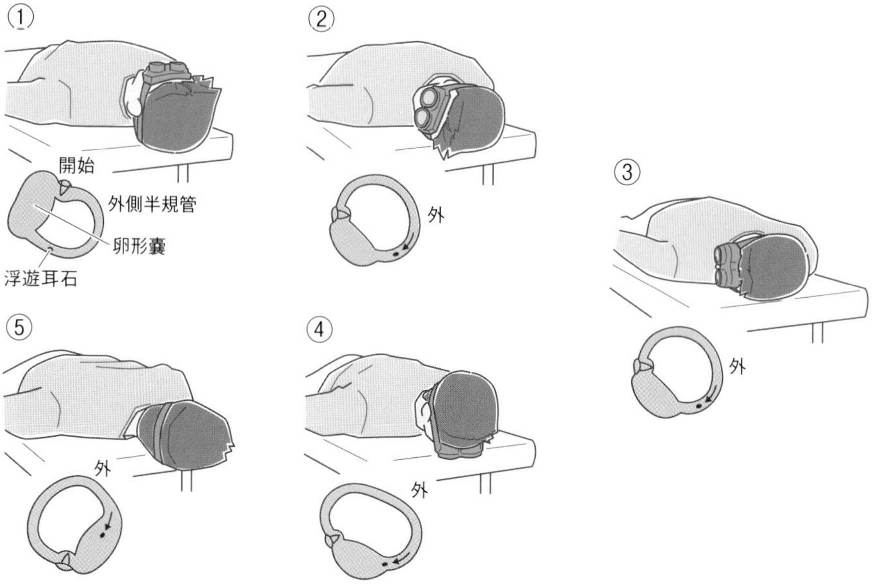

① 開始
外側半規管
卵形嚢
浮遊耳石

②　外

③　外

⑤　外

④　外

ブラント法
（左右や半規管がはっきりしない場合）

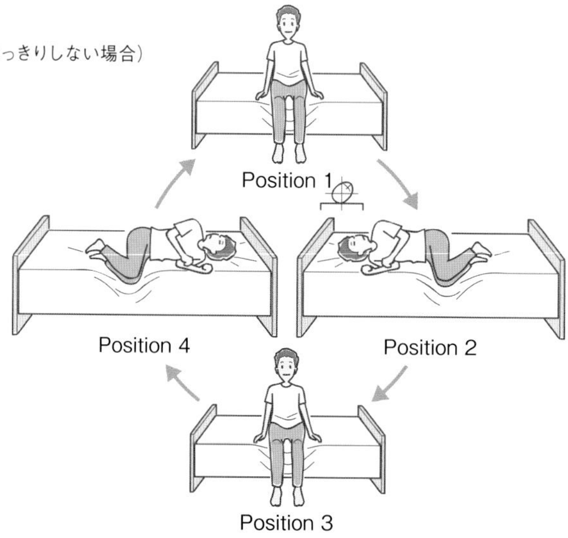

Position 1

Position 4

Position 2

Position 3

2　頭を高くして寝て治す

筆者が数え切れないほどの BPPV および「慢性持続性 BPPV」の患者さんを診療してきた経験から、上記治療法の中で最も重要なものは②の「**ヘッドアップ就寝治療**」と考えています。

難治性 BPPV 患者さんはおそらく、ほぼ毎日のように耳石がはがれているのでしょう。そのような BPPV 患者さんは、今日・明日から食事内容や生活習慣を改善させることも大事ですが、即効性は期待できないでしょう。自然に耳石が溶けて吸収されるのを待ったり、頭位治療で耳石を元の位置に戻したりしても、ほぼ毎日耳石がはがれているのですから、治癒までの道のりは際限がなく、めまい患者さんもめまい診察医も気が遠くなってしまいます。

「ヘッドアップ就寝治療」の理屈を考えたとき、確かに厳しい体勢ですので寝付きにくい、眠りにくいかも知れません。しかし、ほぼ毎日はがれる耳石は就寝時にヘッドアップを保つことで卵形嚢からこぼれ落ちにくくなり、すでに三半規管に迷い込んでしまった耳石は約 1 カ月で溶けて吸収されるので、長らく続いた頭位めまい症状も落ち着くのではないか、と考えるのです（**図 16**）。BPPV および「慢性持続性 BPPV」に対する「ヘッドアップ就寝治療」の有効性についての論文が 2019 年の国際医科学雑誌に受理・掲載されています（https://www.ncbi.nlm.nih.gov/pmc/articles/PMC6580063/）。

図16　頭を低くして寝れば耳石は三半規管に入るが、頭を高くして寝れば耳石は三半規管に入らない

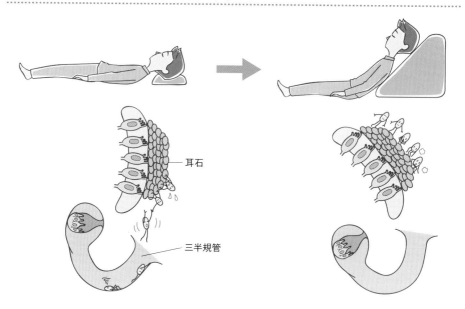

耳石

三半規管

　中国・春秋戦国時代の兵士は、不意の敵の襲来に備えて地面に耳をつけたり、遠くの音が聞こえるようにえびら（箙：矢を入れて背負うための道具）を枕としたり、頭を低く床に近づける姿勢で寝ていました。戦いが終わると、敵の襲来もなく安心して枕を高くしてゆっくり寝ることができたことから、「枕を高くして寝る」＝「気にかかることがなく安心してゆっくりと眠る」という故事成語が生まれたそうです。中国ではその頃から、「頭を高くして寝る」と「BPPVが治って

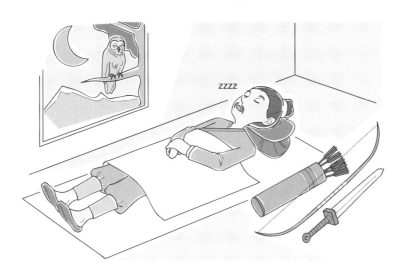

安心して生活できる」ということがわかっていたのかも知れません。

3　専用の寝具を使った「ヘッドアップ就寝治療」

　それでは、具体的にどのように頭を高くして寝ればよいのでしょうか。一つの方法として以下に、奈良医大の「MBT（医学を基礎とするまちづくり）研究所」と昭和西川株式会社が共同開発した「〜耳石に優しい〜睡眠頭位調節マットレス」を紹介します。

　奈良医大は医科学のプロであり、医科学研究から慢性的なBPPVの治療としてヘッドアップを提案しました。ところが、ヘッドアップ

図17 ～耳石に優しい～睡眠頭位調節マットレス

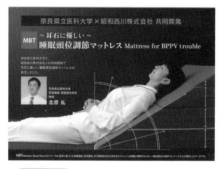

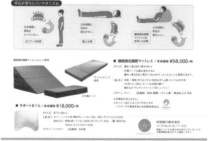

https://www.showanishikawa.co.jp/brandnewdays/vol2.html

は明らかに寝にくいですし、熟睡しにくいおそれがありました。そこで、快適な睡眠を長年研究してきた寝具のプロである昭和西川(株)と手を組んで、ここにご紹介する「～耳石に優しい～睡眠頭位調節マットレス」を開発しました（**図17**）。

　ヘッドアップという寝にくい体勢であっても、マットレスに使用す

る材質を考慮し、より快適に寝るために開発されました。めまいが軽減されれば折り畳みを解除して通常マットレスとして使用し、万一めまい再発があれば再度折り畳んでめまい治療に勤しむことができます。

　めまい患者さんから時々、「ヘッドアップ就寝治療はいつまで続けたらよいのですか」ととても暗い顔をして質問されることがあります。確かに、こんな寝付きにくい、眠りにくい姿勢をいつまで続けないといけないのか、と不安に思うのは当たり前です。次のように、2通りの考え方があることを伝えます。①金輪際このようなめまいを絶対に起こしたくないと強く願うのであれば、頭位の多少の上げ下げは許すとして、一生ヘッドアップ就寝を続ける。②多少のめまい再発が許されるのであれば、めまい感がほぼ消失すれば頭位を元に戻し、再発するようであればヘッドアップ就寝を再開する。要するに、耳石がいつはがれるのかは神のみぞ知るわけで、はがれた日の夜だけヘッドアップ就寝できればよいのですが、その日がいつかわからないので、毎日にするかめまい再発時にだけするか、二択になるのです。

それでも治らない めまいへの 4 つの対策 ⑨

　長期にわたりなかなか治らない「慢性持続性 BPPV」に対して、前章に記した治療、とくに「ヘッドアップ就寝治療」が無効であった場合、どうすればよいでしょうか。これに関しても、しっかり順序立てた 4 つの対策を考えてみます。

①診断は「慢性持続性 BPPV」で間違いないが、「ヘッドアップ就寝治療」がちゃんとできていない場合
　→理想的には 45°近くまでヘッドアップで就寝してほしいのですが、患者さん自身はできていると思っても、まったく角度が保てていない可能性があります。家族に寝るときの姿勢を確認してもらうか、写真を撮って持って来てもらうことで、医師側がきっちり確認すべきです。それから、45°の半分である 22.5°のヘッドアップで就寝すれば、めまい症状も半分になると思っている患者さんも大勢います。めまいが治るか治らないかは、耳石が卵形嚢というお皿からこぼれるかこぼれないか、にかかっています。毎日少しずつでもよいので頭位を上げていき、45°近くのヘッドアップでも就寝できるよう、慣らしていってもらいます。

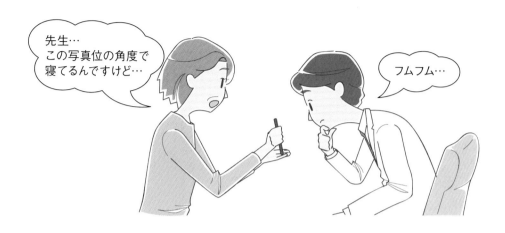

②診断は「慢性持続性 BPPV」で間違いないが、内耳に傷がある場合
→カロリック検査や VEMP 検査という平衡機能検査を行ったとき、
三半規管や卵形嚢に機能異常のみつかることがあります。このよ
うに内耳の平衡器に傷がみつかった場合、いくら患者さんにヘッ
ドアップで就寝してもらっても、内耳の傷は治りません。内耳組
織は再生しないのです。衰えた内耳の平衡器を視覚、深部知覚、
小脳の働きでカバーすべく、前庭リハビリテーション治療を行い
ます。

　当センターでは、各自が自宅でできる「耳石器リハビリテー
ション」を指導しています。耳石器は頭や姿勢の傾きを認識する
ための臓器です。開眼状態で基本となる垂直な指標をみつめつ
つ、頭や姿勢を左右 30°ずつゆっくり傾けては元に戻す作業が耳

図18　各自自宅でできる耳石器リハビリテーション

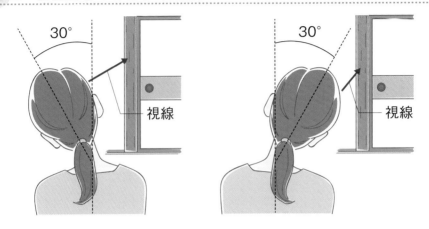

石器機能訓練になります（**図18**）。

　また、「まほろば式前庭リハビリテーション」と呼ばれるメニューを用いて、専属の理学療法士の指導下で内容をステップアップしていく、本格的な平衡機能訓練も行っています（**図19**）。

③診断は「慢性持続性BPPV」で間違いないが、めまいが長引く原因が他にもある場合

→耳石がはがれてはがれてしかたないめまい患者さんに、骨粗鬆症を知るための血液検査やメニエール病かどうかがわかる内リンパ水腫検査を行ったところ、骨粗鬆症の合併やメニエール病を示唆

図 19　理学療法士の指導によるまほろば式前庭リハビリテーション

めまいのリハビリテーション　ステップ 1

A. 立位でバランスをとる練習

閉脚と継ぎ足で立っておきます。開眼閉眼で各 5 分 1 日 2 回。

B. 眼球を動かす練習

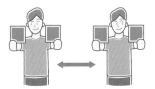

両手にカードを持って肘を伸ばし顔の前におきます。頭は動かさずに 2 つのカードを交互に見ます。
左右・上下 10 往復 1 日 2 回。

C. 頭位変換の練習

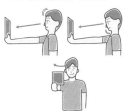

カードを持って肘を伸ばし顔の正面におきます。カードを見たまま、頭を左右・上下に動かします。
各 10 往復 1 日 2 回。

めまいのリハビリテーション　ステップ 2

A. 立位でバランスをとる練習

閉脚位で倒れない範囲で左右前後に体を動かしてください。開眼閉眼で各10往復1日2回。

B. 眼球を動かす練習

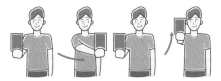

カードを持って肘を伸ばし顔の正面におきます。頭は動かさずに、ゆっくり動かしているカードを見続けます。左右・上下10往復1日2回。

C. 頭位変換の練習

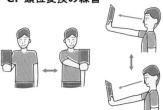

カードを持って肘を伸ばし、顔の正面におきます。カードをゆっくりと左右・上下へ動かし、カードを見たまま顔をカードと同じように、左右・上下に動かします。各10往復1日2回。

めまいのリハビリテーション　ステップ**3**

A. 立位でバランスをとる練習

座布団の上で継ぎ足で立っておきます。開眼閉眼で各5分1日2回。

B. 眼球を動かす練習

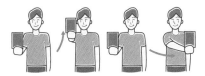

カードを持って肘を伸ばし、顔の正面におきます。頭は動かさずに早く動かしているカードを見続けます。
左右・上下10往復1日2回。

C. 頭位変換の練習

カードを持って肘を伸ばし顔の正面におきます。カードをゆっくりと左右・上下へ動かし、カードを見たま
ま、頭をカードと反対に左右・上下に動かします。各10往復1日2回。

する内リンパ水腫が検出される確率が高いことがわかりました。骨粗鬆症に対する治療やメニエール病に準じた治療を行うことで、耳石がはがれにくくなる可能性が期待できるかも知れません。

④「慢性持続性 BPPV」以外の病気を今一度、考え直してみる

→とはいっても、患者さんはめまい歴 10 年以上をお持ちなので、脳出血、脳梗塞など命に関わる緊急性の高い病気が隠れている可能性は低いはずです。起き上がったり、歩いたりしてふらつきが持続する病気として、自律神経失調症は必ず鑑別する必要があります。自律神経失調症は若い方、とくに女性に多いですが、中高年男女でも高血圧で降圧薬を内服している患者さんに多く発症します。

　一日の生活の中で立ち上がったり、立ち続けたり、人はさまざまな姿勢を取って生活しています。そのような環境の中で、自律神経は血圧を一定に保つ働きがあります。自律神経系システムに破綻が生じると、血圧が不安定になり、地面から 2 m という高い位置にある頭部に血流をうまく保つことができなくなり、ふわーっとしためまい感を自覚することになります。BPPV 患者さんは耳石の暴れる朝方に調子が悪いのに対して、自律神経失調症患者さんは一日の疲れで血圧、脳血流が不安定になる夕方に調子が悪くなる傾向があります。また、自律神経失調症患者さんは、

脳血流が保てなくなるだけあって、頭痛の合併が多いのも特徴です。あお向けから急に立ち上がって血圧や脈拍の変化を計測するシェロング試験を行うことで、BPPVと自律神経失調症を鑑別することをお勧めします。ただし、BPPVと自律神経失調症の両者は30%ほど合併するとの報告があります。

　また、小児や老年医学からの報告では、小学生から中学生までの約5〜10%、75歳以上の約30%に起立性低血圧・起立性調節障害がみられるとされ、めまいの症状が出やすいとされています。体動時のめまい鑑別診断の一つとして常に考えておく必要があります。

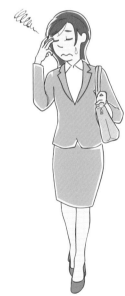

めまいの 80〜90％は 自分で治すことができる ⑩

　高齢者におけるめまいの原因は、67％が BPPV で 15％が原因不明のめまい症です（**図20**）。この 15％の原因不明のめまい症患者さんの大部分が「慢性持続性 BPPV」であると考えると、自宅で「ヘッドアップ就寝治療」もしくは「前庭リハビリテーション治療」に勤しめば、めまいの 67％＋15％＝82％を治すことができることになります。すなわち高齢社会、超高齢社会のめまいは恐れるに足らず、医師の診断と助言を受ければ、その 80〜90％のめまいは患者さん自身の手で解決できることになるわけです。

図20　耳鼻科めまい専門外来における 60 歳以上限定のめまい疾患統計

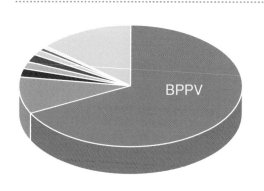

■ BPPV（疑い含）67％強
■ メニエール病（遅発性内リンパ水腫含む）10％強
■ 前庭神経炎
■ めまい突難
■ 他の末梢性めまい
■ 脳血管系めまい1％
■ 他の中枢性めまい
■ 他のめまい
■ 原因不明のめまい症15％

その他の主要なめまいの病気 ⑪

1 メニエール病・遅発性内リンパ水腫

　耳鼻科めまい専門外来で多い病気のなかで、BPPV に続く第 2 位はメニエール病です。メニエール病は一側の内耳に原因不明の水ぶくれ（内リンパ水腫）が生じて、めまい発作とともに耳鳴り・難聴が起こる病気です。このメニエール病には、幼少期から高度の難聴を患っていて、青年期になって回転性めまい発作を繰り返すようになる遅発性内リンパ水腫という類縁疾患も含まれています（図 21）。

　この疾患は医師の診断・助言と患者さん自身の努力だけでは、BPPV のようには治せません。めまい相談医/専門会員を受診し、現在患者さん自身がどの治療を受けるべき段階にいるのか、しっかり判断してもらってください（日本めまい平衡医学会ホームページ：http://memai.jp/）。

　初期段階では、患者さん自身の内耳に水ぶくれが生じているので、患者さん自身の全身の水代謝を盛んにすることが肝要です。すなわち、水分を 1 日 1.5〜2.0ℓ 摂取しつつ、1 日 15〜20 分程度の有酸素運動で利尿と発汗を心がけます。ただし、患者さんによっては水分摂

図 21 メニエール病/遅発性内リンパ水腫の診断基準
(日本めまい平衡医学会 2017 年)

●メニエール病（Ménière's disease）診断基準 2017 年

A. 症状

1. めまい発作を反復する。めまいは誘因なく発症し、持続時間は 10 分程度から数時間程度。
2. めまい発作に伴って難聴、耳鳴、耳閉感などの聴覚症状が変動する。
3. 第Ⅷ脳神経以外の神経症状がない。

B. 検査所見

1. 純音聴力検査において感音難聴を認め、初期にはめまい発作に関連して聴力レベルの変動を認める。
2. 平衡機能検査においてめまい発作に関連して水平性または水平回旋混合性眼振や体平衡障害などの内耳前庭障害の所見を認める。
3. 神経学的検査においてめまいに関連する第Ⅷ脳神経以外の障害を認めない。
4. メニエール病と類似した難聴を伴うめまいを呈する内耳・後迷路性疾患、小脳、脳幹を中心とした中枢性疾患など、原因既知の疾患を除外できる。
5. 聴覚症状のある耳に造影 MRI で内リンパ水腫を認める。

診断

メニエール病確定診断例（Certain Ménière's disease）
　A. 症状の 3 項目を満たし、B. 検査所見の 5 項目を満たしたもの。

メニエール病確実例（Definite Ménière's disease）
　A. 症状の 3 項目を満たし、B. 検査所見の 1〜4 の項目を満たしたもの。

メニエール病疑い例（Probable Ménière's disease）
　A. 症状の 3 項目を満たしたもの。

［診断にあたっての注意事項］
　メニエール病の初回発作時には、めまいを伴う突発性難聴と鑑別できない場合が多く、診断基準に示す発作の反復を確認後にメニエール病確実例と診断する。

＊日本めまい平衡医学会編『メニエール病・遅発性内リンパ水腫診療ガイドライン 2020 年版』2020 年（金原出版）p. 21 より引用

●遅発性内リンパ水腫（Delayed endolymphatic hydrops）診断基準

A. 症状
1. 片耳または両耳が高度難聴ないし全聾。
2. 難聴発症より数年〜数10年経過した後に、発作性の回転性めまい（時に浮動性）を反復する。めまいは誘因なく発症し、持続時間は10分程度から数時間程度。
3. めまい発作に伴って聴覚症状が変動しない。
4. 第Ⅷ脳神経以外の神経症状がない。

B. 検査所見
1. 純音聴力検査において片耳または両耳が高度感音難聴ないし全聾を認める。
2. 平衡機能検査においてめまい発作に関連して水平性または水平回旋混合性眼振や体平衡障害などの内耳前庭障害の所見を認める。
3. 神経学的検査においてめまいに関連する第Ⅷ脳神経以外の障害を認めない。
4. 遅発性内リンパ水腫と類似しためまいを呈する内耳・後迷路性疾患、小脳、脳幹を中心とした中枢性疾患など、原因既知のめまい疾患を除外できる。

診断

遅発性内リンパ水腫確実例（Definite delayed endolymphatic hydrops）
A. 症状の4項目とB. 検査所見の4項目を満たしたもの。

遅発性内リンパ水腫疑い例（Probable delayed endolymphatic hydrops）
A. 症状の4項目を満たしたもの。

［診断にあたっての注意事項］
　遅発性内リンパ水腫は、多くの場合一側耳が先行する高度難聴または全聾で対側耳は正常聴力であり、難聴耳に遅発性に生じた内リンパ水腫が病態と考えられているため、遅発性内リンパ水腫（同側型）とも呼ばれる。一方、一側耳が先行する高度難聴または全聾で、難聴発症より数年〜数十年経過した後に対側の良聴耳の聴力が変動する症例を遅発性内リンパ水腫（対側型）と診断する場合がある。対側の良聴耳に遅発性に生じた内リンパ水腫が病態と考えられているためである。めまいを伴う場合と、伴わない場合がある。しかし、遅発性内リンパ水腫（対側型）は、先行する難聴とは関連なく対側の良聴耳に発症したメニエール病と鑑別できないことが多く、独立した疾患であるかについては異論もある。

＊日本めまい平衡医学会編『メニエール病・遅発性内リンパ水腫診療ガイドライン2020年版』2020年（金原出版）pp. 69-70より引用

図22　中耳加圧治療の実際（右耳例）

中耳加圧治療とは

強弱をつけた圧力（圧波）を耳の奥に送り，内耳にたまったリンパ液を押し出す

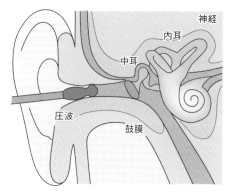
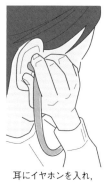

耳にイヤホンを入れ，
加圧治療を行う患者

取や運動負荷は具合が悪いこともありますので、必ずかかりつけ医と相談の上決めてください。それでもめまい・耳鳴り・難聴が悪化するようなら、利尿薬、循環改善薬、場合によってはステロイド薬の内服を開始します。それでもさらに、めまい・耳鳴り・難聴が悪化するようなら、中耳加圧装置レンタルにより自宅での中耳加圧治療（**図22**）、さらに入院で全身麻酔下に内リンパ囊開放術（**図23**）という手術を受けるという順番になっています（**図24**）。

　メニエール病の診断で注意すべき点は、街中の診療所ではあまりにも単純に「めまい」がすれば「メニエールでしょう」とか「メニエー

図 23　内リンパ嚢開放術（高濃度ステロイド挿入術）の実際（右耳例）

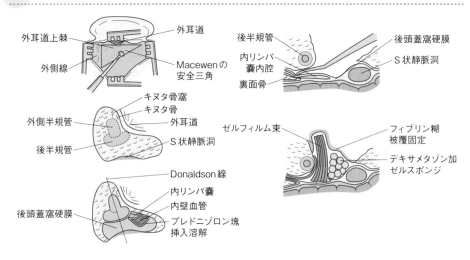

ル症候群」と診断することがあります。メニエール病は内耳の病気ですので、左右どちらか、または両方の耳の内耳に原因があることがわかります。患者さん目線からアドバイスするなら、医師の診断が左メニエール病なのか右メニエール病なのか、あるいは両側メニエール病なのかをはっきり教えてくれないようなら、その診断は疑わしいと思ってください。また、めまいを繰り返している割に聴力の悪化がみられない場合、これもメニエール病という診断は疑わしいと思ってください。これらのめまいは筆者の経験上、BPPV である可能性が極めて高いのです。耳石の病気である BPPV は左右どちらの内耳から起

図 24　メニエール病の治療アルゴリズム

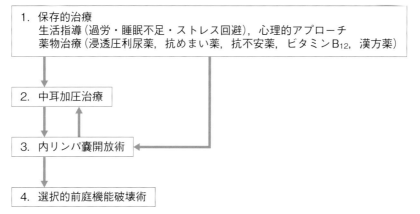

1. 保存的治療
　　生活指導（過労・睡眠不足・ストレス回避），心理的アプローチ
　　薬物治療（浸透圧利尿薬，抗めまい薬，抗不安薬，ビタミンB_{12}，漢方薬）

2. 中耳加圧治療

3. 内リンパ嚢開放術

4. 選択的前庭機能破壊術

＊日本めまい平衡医学会編『メニエール病・遅発性内リンパ水腫診療ガイドライン 2020 年版』2020 年（金原出版）p. 41 より引用

こっているか判断しにくいですし、めまいだけが繰り返し起こる病気ですので難聴とは無関係なのです。そのような場合、めまい相談医/専門会員に相談の上、「8. 慢性持続性 BPPV と考えたときに提案できる治療」（p. 42）で述べた BPPV に対する治療戦略を進めれば大丈夫です。

　めまいの治療は一般的に、クスリによる内服治療と脳を慣らす前庭リハビリテーション治療の大きな二つの柱から成り立っています。筆者が耳鼻咽喉科に憧れた理由の一つは、耳鼻咽喉科医は手術をする外科医でもあるので、めまいを手術で治すという治療の三本目の柱を手

にすることができるからです。とくに先に述べた（p. 64）メニエール病に対する内リンパ嚢開放術（**図 23**）は、メニエール病の内耳の水ぶくれを解消して内耳機能を温存、あわよくば改善させる可能性を持つ唯一の手術です。

　メニエール病と内リンパ嚢開放術にまつわるドラマチックな実話を一つ、お話ししておきたく思います。パイロットはメニエール病と診断されると免許が剥脱され、治療を受けても飛行機を操縦することはできません。しかし、メニエール病患者でありながら月に降り立った宇宙飛行士がいるのをご存知でしょうか。アメリカの宇宙飛行士、アラン・シェパード氏です。シェパード氏はマーキュリー計画で弾道飛行を行い、アメリカ人として初めて大気圏を越えて宇宙に到達した宇宙飛行士です。月への飛行を目指して訓練を受けている最中の 1961 年、突然メニエール病のめまい発作に襲われました。発作を繰り返しながらもシェパード氏は月への情熱を失わず、NASA の地上教官として復帰を目指していました。発症から 5 年後、ウィリアム・ハウス医師の執刀する内リンパ嚢開放術を受けたシェパード氏は、めまい発作から完全に解放されました。1971 年、失敗に終わったアポロ 13 号の次のミッションを任されたシェパード氏は、アポロ 14 号の船長として見事、月面に降り立ちました。そのとき、隠し持っていたゴルフクラブとゴルフボールを使って、カメラの前で月面ゴルフを披露したことはあまりにも有名です。

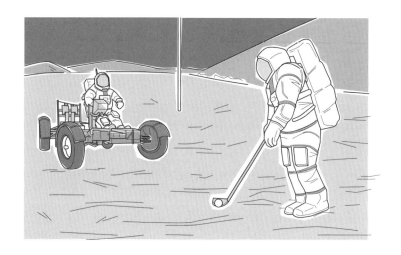

　当院めまいセンターでは、従来の内リンパ嚢開放術に加え、高濃度のステロイド薬を内リンパ嚢開放創に局所的に留置する、内リンパ嚢高濃度ステロイド留置術によって良好な治療成績を挙げています。

2　前庭神経炎/めまいを伴う突発性難聴

　耳鼻科めまい専門外来の疾患統計で、BPPV、メニエール病に続く第3位は前庭神経炎、めまいを伴う突発性難聴です。前庭神経炎は、疲れやストレスで免疫力が低下しているときに、ヘルペスウイルスなどの風邪のウイルスが内耳に入り込み、数日続く大きな回転性めまい発作のあと、数カ月フラフラ感が続くのが特徴です（**図25**）。同様な

図 25　前庭神経炎の診断基準（日本めまい平衡医学会 2017 年）

A. 症状

1. 突発的な回転性めまい発作で発症する。回転性めまい発作は 1 回のことが多い。
2. 回転性めまい発作の後、体動時あるいは歩行時のふらつき感が持続する。
3. めまいに随伴する難聴、耳鳴、耳閉感などの聴覚症状を認めない。
4. 第Ⅷ脳神経以外の神経症状がない。

B. 検査所見

1. 温度刺激検査により一側または両側の末梢前庭機能障害（半規管機能低下）を認める。
2. 回転性めまい発作時に自発および頭位眼振検査で方向固定性の水平性または水平回旋混合性眼振を認める。
3. 聴力検査で正常聴力またはめまいと関連しない難聴を示す。
4. 前庭神経炎と類似のめまい症状を呈する内耳・後迷路性疾患、小脳、脳幹を中心とした中枢性疾患など、原因既知の疾患を除外できる。

診断

前庭神経炎確実例（Definite vestibular neuritis）

　A. 症状の 4 項目を満たし、B. 検査所見の 4 項目を満たしたもの。

前庭神経炎疑い例（Probable vestibular neuritis）

　A. 症状の 4 項目を満たしたもの。

＊日本めまい平衡医学会編『メニエール病・遅発性内リンパ水腫診療ガイドライン 2020 年版』2020 年（金原出版）p. 85 より引用

障害が内耳に起こり、めまいに加えて耳鳴り・難聴を伴う病気が、めまいを伴う突発性難聴です。

　この疾患も医師の診断・助言と患者さん自身の努力だけでは、

BPPV のようには治せません。めまい相談医/専門会員を受診してください（日本めまい平衡医学会ホームページ：http://memai.jp/）。

　長年にわたる研究成果から、前庭神経炎は主としてウイルスによる前庭神経の障害、めまいを伴う突発性難聴は主として蝸牛や前庭・三半規管の血管障害と考えられています。したがって、急性期の治療についてはいずれの病気も、循環改善薬、血管拡張薬、ステロイド薬に加え、激しいめまい・自律神経症状を抑える抗めまい薬、制吐薬、鎮静薬を点滴や内服で投与します。

　いずれの病気も、急性期のみならず慢性期のめまいに悩まされることが多々あります。慢性期のめまいは「後遺症」という言葉に置き換えると、理解しやすいと考えています。つまり、慢性期にはすでに前庭神経炎もめまいを伴う突発性難聴も、それら病気自体のイベントは終了していますので、それら病気自体の治療をする意味はまったくありません。

　慢性期の後遺症とは、具体的にいうと、「耳石がはがれてはがれて困るBPPV」か「一側の内耳障害を他の体平衡に関わる臓器がカバーできていない前庭代償不全」です。前者のBPPVに対しては、「8. 慢性持続性BPPVと考えたときに提案できる治療」（p. 42）で述べた、BPPVに対する治療戦略を進めれば大丈夫です。後者の前庭代償不全に対しては、「9. それでも治らないめまいへの4つの対策」（p. 52）で述べた、内耳の傷を前庭リハビリテーションで慣らしていく治療戦略で大丈夫です。

3 持続性知覚性姿勢誘発めまい（PPPD）

　以前からヨーロッパでは恐怖性姿勢めまいなどと呼ばれ、何らかの刺激により脳に記憶されていた不快な症状であるめまい感が引き出される精神神経疾患として扱われていました。そしてこのたび国際バラニー学会にて、正式に持続性知覚性姿勢誘発めまい（PPPD）として分類されました（**図26**）。

　しかし、この PPPD という疾患は、先行疾患や共存疾患として BPPV やメニエール病が存在してもよいとされているため、患者さんも医師も診断にとまどいます。治療は精神科、神経科的なものになりますので、まずは BPPV やメニエール病をしっかり治療した上で、残る誘発めまいに対してのみ、PPPD と診断し治療する姿勢が大事だと考えます。

　ここで問題となるのは、特徴的な眼球の動きを引き起こさない程度の微量な耳石による「慢性持続性 BPPV」と、精神神経疾患である「PPPD」との鑑別診断です。医学の現状においてこの 2 つをはっきり分けることは困難であるがゆえ、まず 45° 前後の「ヘッドアップ就寝治療」を数カ月やってみて、効果が低いと判断した場合に精神・神経科的な治療に進むのが筆者の考えです。

図 26　PPPD の診断基準（日本めまい平衡医学会 2017 年）

持続性知覚性姿勢誘発めまい（Persistent Postural Perceptual Dizziness：PPPD）の診断基準

PPPD は以下の基準 A〜E で定義される慢性の前庭症状を呈する疾患である。診断には 5 つの基準全てを満たすことが必要である。

A．浮遊感、不安定感、非回転性めまいのうち一つ以上が、3ヶ月以上にわたってほとんど毎日存在する。

  1．症状は長い時間（時間単位）持続するが、症状の強さに増悪・軽減がみられることがある。

  2．症状は 1 日中持続的に存在するとはかぎらない。

B．持続性の症状を引き起こす特異的な誘因はないが、以下の 3 つの因子で増悪する。

  1．立位姿勢

  2．特定の方向や頭位に限らない、能動的あるいは受動的な動き

  3．動いているもの、あるいは複雑な視覚パターンを見たとき

C．この疾患は、めまい、浮遊感、不安定感、あるいは急性・発作性・慢性の前庭疾患、他の神経学的・内科的疾患、心理的ストレスによる平衡障害が先行して発症する。

  1．急性または発作性の病態が先行する場合は、その先行病態が消失するにつれて、症状は基準 A のパターンに定着する。しかし、症状は、初めは間欠的に生じ、持続性の経過へと固定していくことがある。

  2．慢性の病態が先行する場合は、症状は緩徐に進行し、悪化することがある。

D．症状は、顕著な苦痛あるいは機能障害を引き起こしている。

E．症状は、他の疾患や障害ではうまく説明できない。

＊日本めまい平衡医学会診断基準化委員会「持続性知覚性姿勢誘発めまい（Persistent Postural-Perceptual Dizziness：PPPD）の診断基準（Barany Society：J Vestib Res 27：191-208, 2017）」Equilibrium Res Vol. 78(3)228〜229, 2019. より引用

BPPV という病気の過去と未来 ⑫

　四足歩行の野生動物は外敵から身を守るため、睡眠時には通常伏臥位（うつぶせ）をとります。前脚が腕となり二足歩行を始めた人類は、仰臥位（あお向け）で寝る習慣を身につけました。日本人の睡眠時の姿勢については、仰臥位 62.5%、右側臥位 19.9%、左側臥位 16.1%、伏臥位 1.2%との報告があり、仰臥位が最も多く次いで側臥位が続き、伏臥位はほとんどみられません。伏臥位で寝る野生動物には睡眠時無呼吸症候群や BPPV の罹患はなく、これらの病気は仰臥位睡眠を続ける人類だけが負う宿命なのかも知れません。ちなみに、わが家の平和ボケした北海道犬は、毎晩へそ天で寝ています。

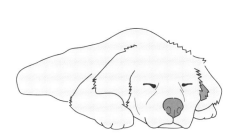 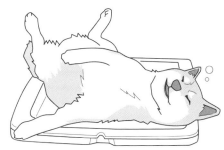

　日本・戦国時代の武将、織田信長の頃は「人生五十年」といわれていましたが、現在人類100歳時代といわれ始めています。もし耳石が老化により60歳から頻繁にはがれるようになると仮定すると、織田信長の時代にはBPPVという病気は、仰臥位で寝ているにも関わらず、ほとんど問題にはならなかったでしょう。

　この2つの事柄を考え合わせると、近く到来する高齢・超高齢社会において、いつまでも治らない「慢性持続性BPPV」を含むBPPV関連疾患群は、一部が原因不明のめまい症とされつつ、増加の一途をたどると思われます。めまい患者さんもめまい診察医も、BPPVはほとんどが自然治癒する予後良好な疾患であるということを知るだけでなく、めまい患者さんとめまい診察医が協力して治療に取り組まないと、誘発性浮動感に一生悩まされるBPPVもあり得るということを知っていただきたいのです。

　原因不明のめまい症という診断に陥りやすいBPPVについて、的確な診断を導き、適切な治療を提案するノウハウは、めまいセンターでの活動を通して得られたものです。このことを、長引くめまい症状で苦しんでいるめまい患者さん、めまい診療で困っているめまい診察医の先生方に広くお伝えするため、本書を執筆することになりました。このようなめまい対策は、近く到来する高齢・超高齢社会において、めまいやふらつきによるつまずき→転倒→骨折→寝たきり→認知症という負のスパイラルの阻止にもつながり、今後の医療経済を考える上でも早急に検討すべき重要事項です。

エピローグ

　Schuknecht HF（1969）、またその10年後のHall SF（1979）によって提唱された、耳石の三半規管膨大部への脱落付着または三半規管への脱落浮遊を病態とする良性発作性頭位めまい症（BPPV）は、一生のうち4人に1人が経験するとされ、めまい原因の50％近くを占める、きわめて一般的な病気です。しかし、さらに細かくみると、その病勢は十人十色、千差万別です。病院に行かなくても速やかに自然治癒するものから、耳石を元の位置に戻すため、Brandt T（1980）、Epley MD（1992）、Lempart T（1996）らによって提案された浮遊耳石の置換を必要とするもの、随伴症状や不定愁訴に対して投薬を必要とするもの、耳石が感覚有毛細胞と一体化している場合は前庭リハビリテーションが必要となります。稀には、耳石が三半規管に落ちないように三半規管を詰める手術、Parnes LS（1993）の半規管遮断術を必要とするBPPVもあります。そしてさらに、耳石が慢性持続性にはがれ三半規管に迷い込むため、時に年余にわたって症状が続く「慢性持続性BPPV」に必要となるのが、本書でお読みいただいた私どもの報告（2019）、「ヘッドアップ就寝治療」です。時代とともに提案されてきたBPPVに対するさまざまな対処法の存在は、取りも直さず医師は常に病気に対する情報のアンテナを張り巡らせ、個々の患者さんについていずれの治療が適切であるか、それぞれの治療法の適応と限界をよく考えよく知る必要のあるということを意味していると思います。

　今後の課題は、眼振ははっきりしないがめまい症状はひたすら長引く「慢性持続性BPPV」の病因も、はがれた耳石が本当に三半規管に入るということなのか、医師にとっても患者さんにとっても最も疑わしいこの点を払拭することです。三半規管内のはがれた耳石が微量であっても、医師–患者の双方がその存在を納得できるような画像検査等の開発が待たれます。さらに、加齢や内耳疾患から耳石を保護し、はがれに

くくする薬物治療が実現すれば、ヘッドアップで就寝する必要もなく、この世から
BPPV は消え去ることになるでしょう。しかしながら、そのために加速度に対し敏感
に反応することを身上とする耳石の動きや移動が鈍くなり、異なる形でのめまい平衡
失調がおきることがあるかも知れません。悩みは尽きませんが、まだまだこれからも
頑張って参ります。

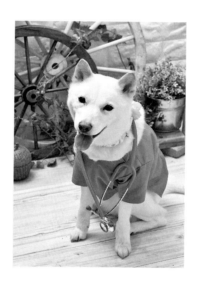

●●●●● 索　引 ●●●●●

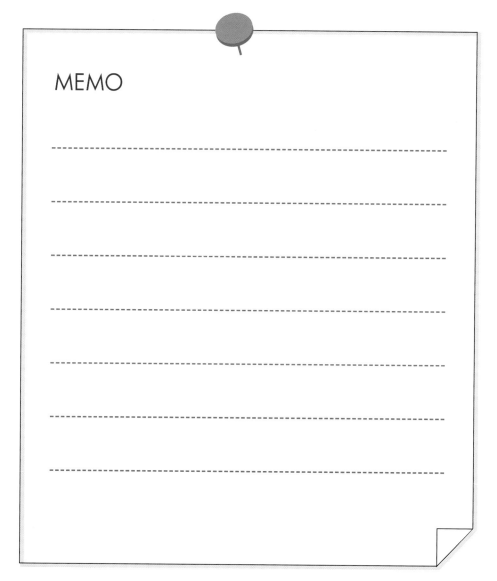

MEMO

●●●●● 著者紹介 ●●●●●

1966年、米国ニューオリンズ生まれ。大阪府立四條畷高校を経て、1992年に大阪大学医学部卒業。引き続き同大学大学院修了。大阪労災病院耳鼻咽喉科・部長、大阪大学医学部耳鼻咽喉科・准教授を経て、2014年より奈良県立医科大学耳鼻咽喉頭頸部外科・主任教授。2016年より同大学附属病院・めまいセンター長兼任。

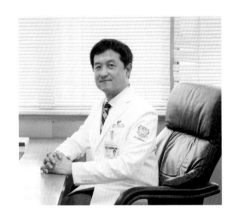

専門外来：めまいセンター（耳科・神経耳科外来）。

専門資格：日本耳鼻咽喉科学会・専門医、指導医、日本めまい平衡医学会・専門会員・相談医・代議員/理事、日本耳科学会・代議員/理事、耳鼻咽喉科臨床学会・運営委員、日本頭頸部外科学会・評議員、日本災害救急医学会・評議員、Barany Society・正会員、American Neuro-otology・正会員、CORLAS・正会員。

診療モットー：医学知識と臨床技術を最大限に活かす。またその限界もわきまえておく。

座右の銘：No pain, no gain. Pay it forward.

趣味：洋画DVD、国立公園巡り、Wildlife Watching

TV出演：2015年 たけしの家庭の医学（テレビ朝日）、2018年 たけしの家庭の医学（テレビ朝日）、2019年 ガッテン！（NHK）、たけしの家庭の医学（テレビ朝日）、名医の極み（テレビ朝日）

原因不明のめまいはもうこわくない
めまいは頭を高くして寝て治す

定価（本体 1,800 円＋税）

2020 年 11 月 25 日　第 1 版第 1 刷発行

著　者　北原　糺
きたはら　ただし

発行者　福村　直樹
発行所　金原出版株式会社

〒 113-0034　東京都文京区湯島 2-31-14
電話　編集(03)3811-7162
　　　営業(03)3811-7184
FAX　　(03)3813-0288
振替口座　00120-4-151494
http://www.kanehara-shuppan.co.jp/

ⓒ北原糺, 2020

検印省略

Printed in Japan

ISBN 978-4-307-37131-5

印刷・製本・装丁／真興社